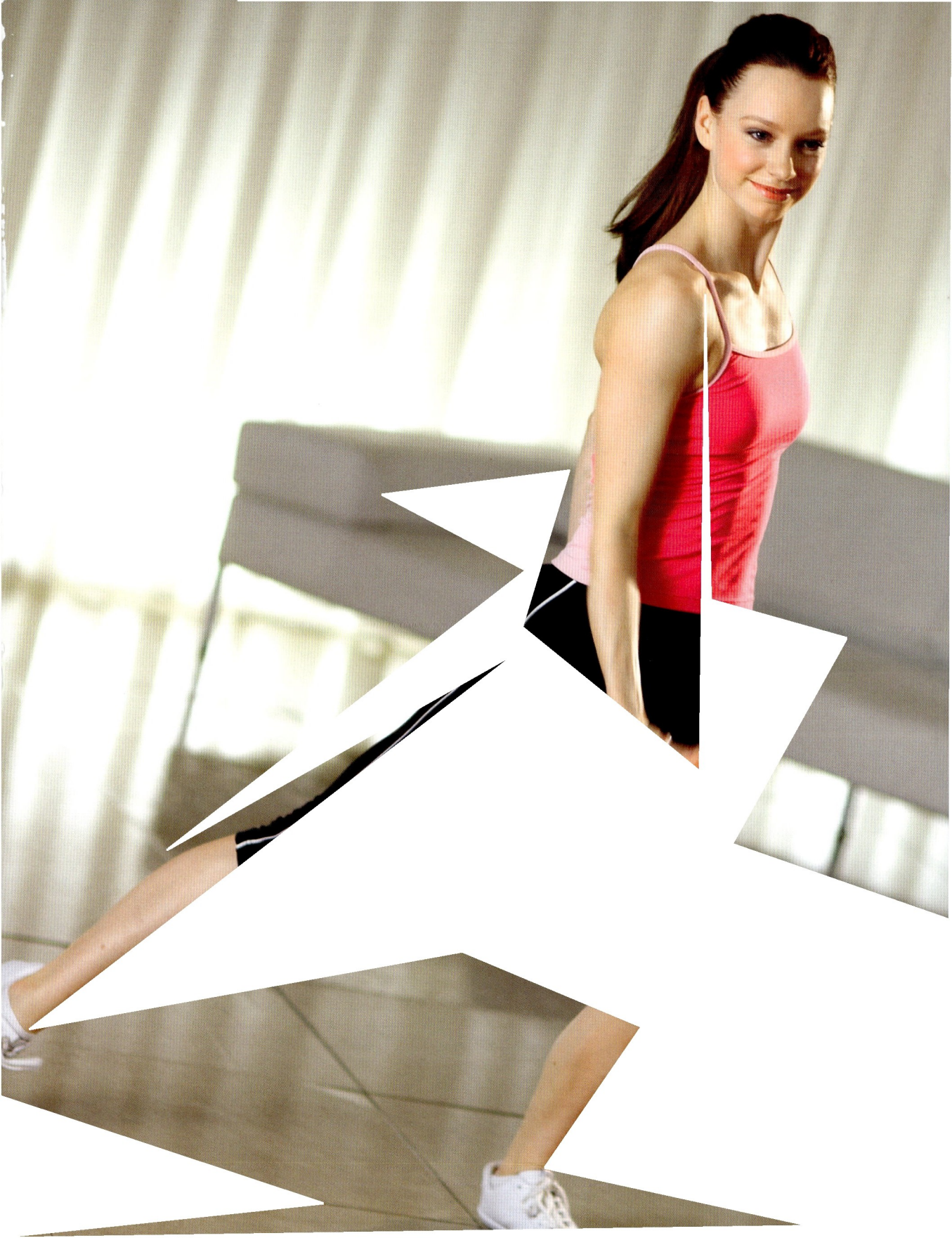

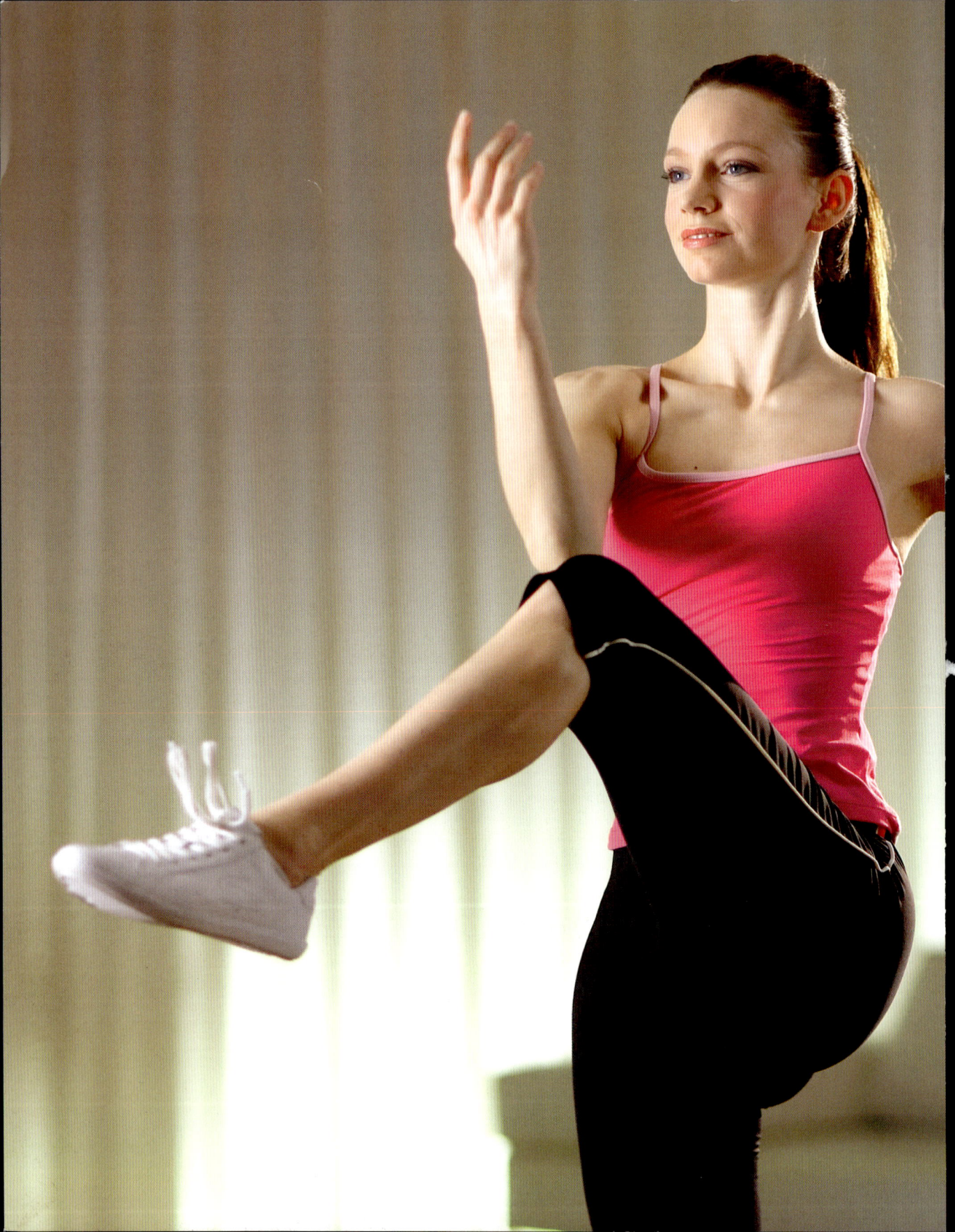

>> **15** Minuten

Dance Fitness
für jeden Tag

Caron Bosler

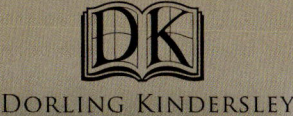

DORLING KINDERSLEY

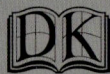

DORLING KINDERSLEY
London, New York, München, Melbourne und Delhi

Projektbetreuung Hilary Mandleberg
Bildbetreuung Anne Fisher
Assistenz Andrew Roff
Lektorat Jennifer Latham
Chefbildredaktion Susan Downing
Cheflektorat Dawn Henderson
Chefbildlektorat Christine Keilty
Art Director Peter Luff
Programmleitung Mary-Clare Jerram
Fotos Ruth Jenkinson
DTP-Design Sonia Charbonnier
Herstellungskoordination Alice Holloway
Herstellung Luca Frassinetti

DVD für Dorling Kindersley produziert von
Chrome Productions
www.chromeproductions.com

Regie Gez Medinger
Produktionsleitung Hannah Chandler
Kameraleitung Benedict Spence
Kamera Benedict Spence, Joe McNally
Produktionsassistenz Irene Maffei
Beleuchtung Terry Williams, Jonathan Spencer
Musik Chad Hobson / Scott Shields / Felix Erskine
Styling Victoria Barnes

Für die deutsche Ausgabe:
Programmleitung Monika Schlitzer
Projektbetreuung Kerstin Uhl
Herstellungsleitung Dorothee Whittaker
Herstellung Petra Kühner

Bibliografische Information Der Deutschen Bibliothek
Die Deutsche Bibliothek verzeichnet diese Publikation in der
Deutschen Nationalbibliografie;
detaillierte bibliografische Daten sind im Internet über
http://dnb.ddb.de abrufbar.

Titel der englischen Originalausgabe:
15 Minute Dance Workout

Übersetzung Jutta Orth
Redaktion Anke Wellner-Kempf

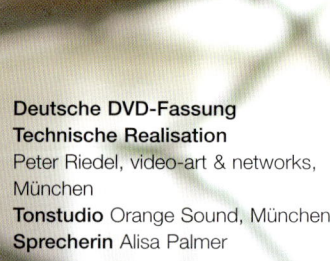

Deutsche DVD-Fassung
Technische Realisation
Peter Riedel, video-art & networks,
München
Tonstudio Orange Sound, München
Sprecherin Alisa Palmer

ISBN: 978-3-8310-1366-1

Printed and bound in China by Sheck Wah Tong

Besuchen Sie uns im Internet
www.dk.com

Inhalt

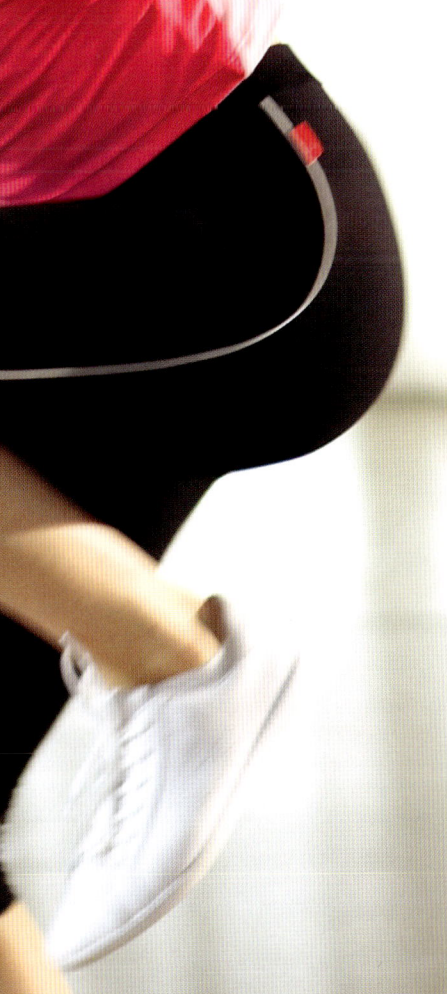

>> **Vorwort**

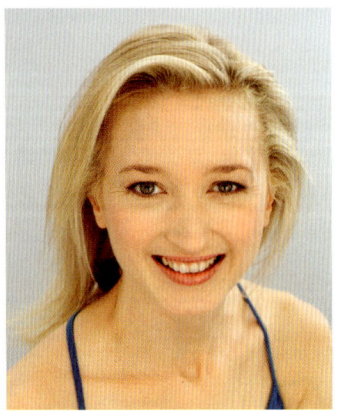

Wie die meisten texanischen Mädchen bekam ich mit zwölf den ersten Tanzunterricht, weil meine Mutter die heimliche Hoffnung hegte, ich würde dabei lernen, mich ein wenig graziöser als ein Bulldozer zu bewegen. Zu ihrer Überraschung machte das Tanzen mir Spaß. Bevor ich mit 15 an die North Carolina School of Arts wechselte, ließ ich es an meiner alten Schule buchstäblich noch einmal richtig krachen: Bei einer der Vorführungen, mit denen die meisten Studios sich einmal pro Jahr öffentlich präsentieren, kollidierte ich auf der Bühne mit einem Lautsprecher und trug eine Kopfverletzung davon, die mit acht Stichen genäht werden musste.

Während ich auf der High School lernte, Lautsprechern auszuweichen, begann ich in Fitness-Studios zu arbeiten, um nebenher Geld zu verdienen. Anschließend studierte ich an der New Yorker State University in Purchase. 1992 machte ich mich als Pilates-Trainerin selbstständig. Anderthalb Jahre später wusste ich, dass zwölf Dollar pro Unterrichtsstunde gut verdientes Geld waren. Was ich noch nicht wusste, ist, dass ich mit diesem Job meinen Lebensunterhalt verdienen sollte, während ich bei der Merce Cunningham Dance Company in New York meine Ausbildung und im Laban Centre in London meinen Abschluss machte.

Inzwischen bin ich nach London umgezogen, und obwohl ich mich mit 28 Jahren aus dem Profitanz zurückgezogen habe, ist das Tanzen mein Lebensinhalt geblieben. Was ich beim Studium über Haltung, Bewegung, Gleichgewicht, Grazie und Stil gelernt habe, ist zum Bestandteil meines Alltags geworden. Auch Sie können diese Prinzipien in Ihren Alltag integrieren.

Die Grundlagen des Tanzes fließen nun schon seit zehn Jahren in meinen privaten Fitness-Unterricht ein. In dieser Zeit habe ich einzigartige, wundervolle Erfahrungen gemacht. Wenn man Menschen in ihrer eigenen Wohnung unterrichtet, lernt man sie gut kennen und begreift, wie man sie von Grund auf motivieren kann. Ein Teil dieser Motivation besteht sicherlich in der Freude am Trainieren. Wer nicht gerne übt, wird es über kurz oder lang sein lassen.

Die Schattenseite des Privatunterrichts besteht darin, dass ein Tag nur 24 Stunden hat und ich in dieser Zeit nur eine begrenzte Anzahl von Menschen treffen kann. Deshalb möchte ich meine Tanzleidenschaft mit diesem Buch einem größeren Publikum zugänglich machen. Am wichtigsten bei diesen Workouts ist, dass Sie dabei die reine Freude am Tanzen verspüren. Mehr Fitness, Vitaliät und Flexibilität sind angenehme Nebeneffekte.

Am meisten Spaß machen die Dance-Workouts, wenn Sie spielerisch damit umgehen. Setzen Sie sich nicht unter Druck. Nehmen Sie sich Zeit zum Üben, und schon bald werden Sie sich besser fühlen und bessere Laune haben, weil Sie wissen, dass Sie täglich etwas tun, das Ihrem Herzen, Ihrer Lunge, dem ganzen Körper und dem Geist gut tut. Dies wünsche ich jedem, der in Form kommen und bleiben möchte.

>> So gehen Sie vor

Jedes der vier 15-minütigen Programme in diesem Buch ist ein kompletter, auf Aerobic basierender Workout (siehe S. 14). Machen Sie sich zunächst mit den Übungen vertraut. Die Übungsfolgen auf den aufklappbaren Doppelseiten ermöglichen ein schnelles Nachschlagen.

Alle Programme können im Anfänger-, Mittelstufen- und Fortgeschrittenen-Niveau mit einem jeweils angepassten Tempo durchgeführt werden. In welcher Reihenfolge Sie die Workouts praktizieren, spielt keine Rolle. Fangen Sie einfach mit demjenigen an, das Ihnen auf Anhieb am meisten zusagt.

Die Begleit-DVD enthält alle vier Programme. Lesen Sie, bevor Sie beginnen, die Anleitungen in diesem Buch sorgfältig durch, damit Sie wissen, worauf Sie achten sollten. Beim Ballett-Workout beispielsweise liegt der Akzent auf einer graziösen Armhaltung, beim Salsa auf geschmeidigen Beckenbewegungen.

Auf der DVD werden die Tanzschritte spiegelbildlich gezeigt. Die Sprecherin sagt Ihnen, welches Bein bzw. welchen Arm Sie bewegen sollen. Einblendungen mit Seitenhinweisen erleichtern das Auffinden der Buchseiten, auf denen Sie detaillierte Anweisungen und Haltungstipps finden. Die Miniaturabbildungen zeigen die Ausgangsposition, der in der Übung eine Variante hinzugefügt wird.

Eine Wiederholung umfasst stets die Übung auf der rechten und der linken Seite.

Die Doppelseiten zum Ausklappen

Die ausklappbaren Doppelseiten zeigen jedes Programm in der Gesamtübersicht. Wenn Sie sich die DVD angesehen und die Bewegungsabfolgen verinnerlicht haben, können Sie die Doppelseiten als Schnellübersicht verwenden. Je vertrauter Sie mit einem Workout sind, umso besser werden Sie ihn umsetzen können.

Sicherheitshinweis

Sprechen Sie mit Ihrem Arzt, bevor Sie mit einem der Übungsprogramme in diesem Buch beginnen. Die Ratschläge und Übungen in diesem Buch können eine individuelle medizinische Beratung nicht ersetzen. Eventuell schlägt Ihnen Ihr Arzt speziell auf Ihre Bedürfnisse abgestimmte vorbereitende Übungen vor.

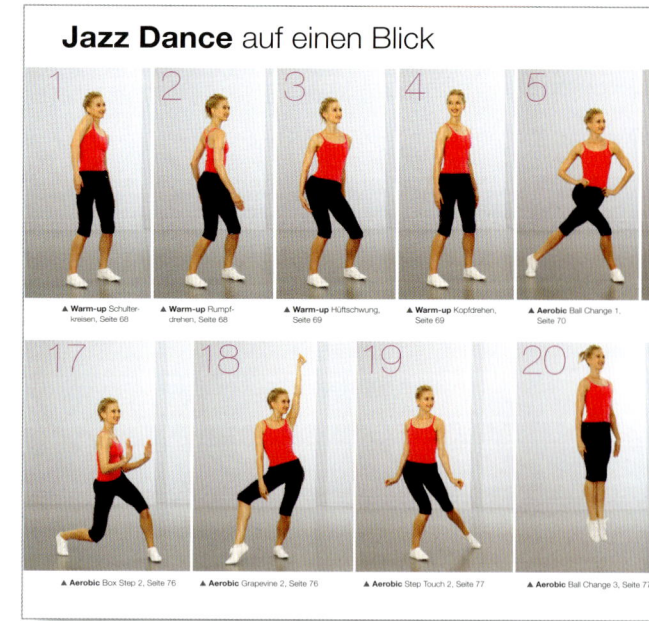

Jazz Dance auf einen Blick

▲ Warm-up Schulterkreisen, Seite 68   ▲ Warm-up Rumpfdrehen, Seite 68   ▲ Warm-up Hüftschwung, Seite 69   ▲ Warm-up Kopfdrehen, Seite 69   ▲ Aerobic Ball Change 1, Seite 70

▲ Aerobic Box Step 2, Seite 76   ▲ Aerobic Grapevine 2, Seite 76   ▲ Aerobic Step Touch 2, Seite 77   ▲ Aerobic Ball Change 3, Seite 77

Die Doppelseiten zum Aufklappen stellen jeweils ein komplettes Programm in einer Übersicht dar – eine einfache Schnellhilfe, die das Üben erleichtert.

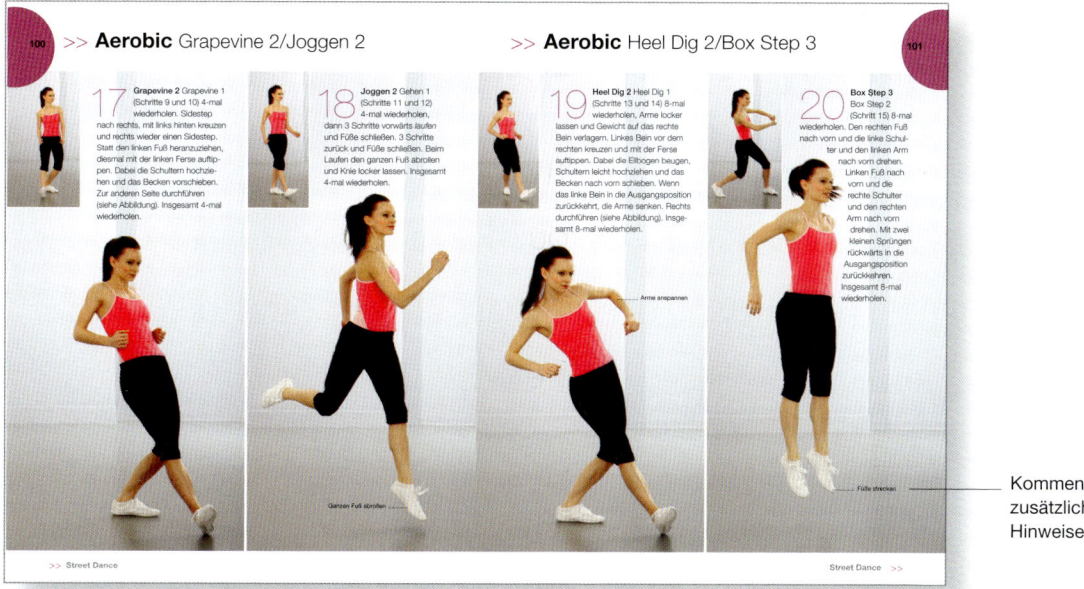

Schritt-für-Schritt-Anleitungen Die kleinen Fotos zeigen
die vorausgegangene Variation der Bewegung, es sei denn,
es ist etwas anderes vermerkt. Die große Fotografie illustriert
die nächste Bewegungssequenz.

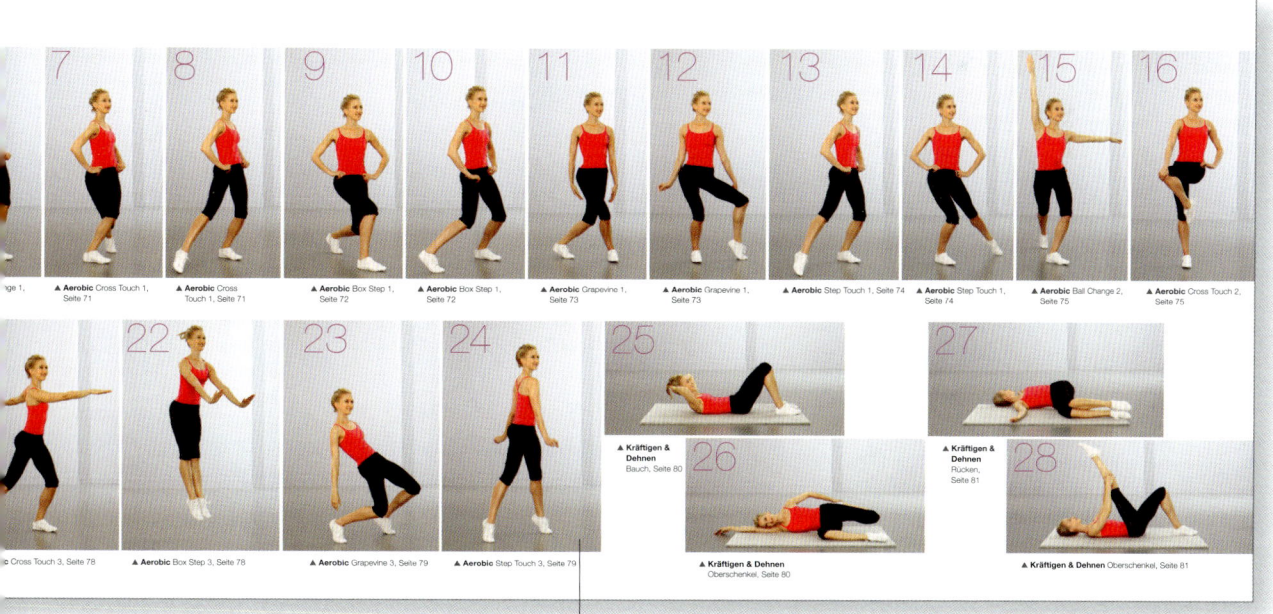

Die Fotos zeigen die wichtigsten Schritte einer Sequenz.

>> **Übung** und Haltung

Sport ist gut für Körper und Geist. Wer Sport treibt, hat mehr Energie und kann die Herausforderungen des Lebens leichter bewältigen. Eine gute Körperhaltung hat nicht nur einen positiven Einfluss auf Ihre Bewegungsmuster – Ihr gesamtes Erscheinungsbild bessert sich.

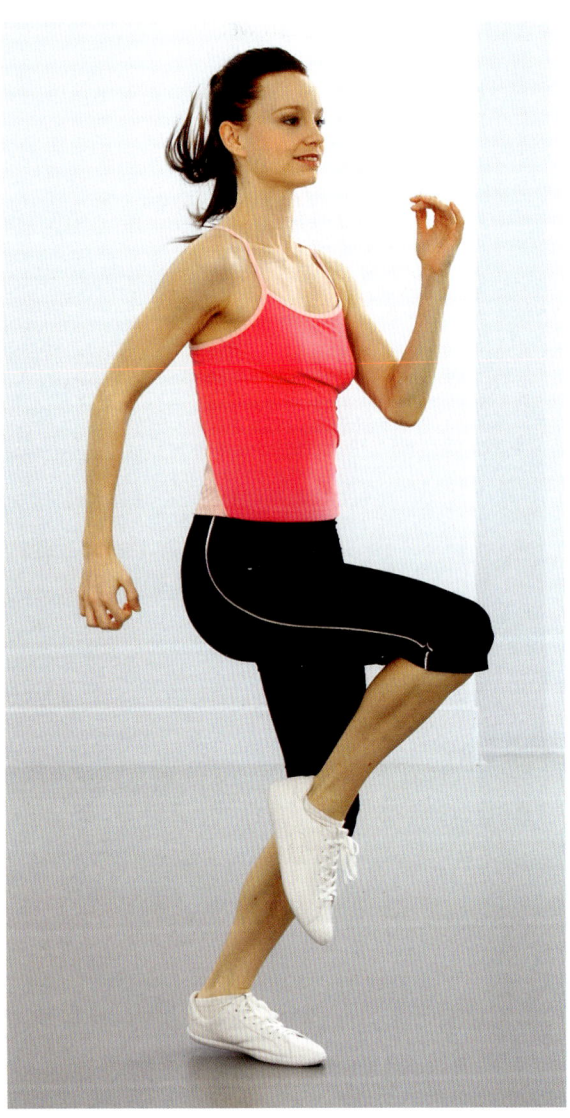

Aerobic oder Cardio-Training bezeichnet jede Art von Herz-Kreislauf-Training, das die Herzfrequenz über einen längeren Zeitraum beschleunigt. »Aerob« bedeutet wörtlich übersetzt »mit Sauerstoff«. Aerobes Training kräftigt Herz (siehe S. 14) und Lungen, sodass der Körper Sauerstoff effektiver nutzen kann. Aerobic als eigenständige Trainingsform wurde 1968 von Dr. Kenneth H. Cooper im texanischen San Antonio entwickelt. Zunächst umfasste es nur Radfahren, Laufen und Schwimmen. Allmählich entwickelte sich daraus das Aerobic-Training, wie wir es heute kennen.

Der »Sprechtest«

Gehen Sie niemals über Ihre Grenzen. Ob Sie sich überanstrengen, finden Sie am einfachsten mit dem »Sprechtest« heraus: Wenn Sie sich beim Training noch bequem unterhalten können, ist Ihre Herzfrequenz im sicheren Bereich. Sobald Sie außer Atem geraten oder sich unwohl fühlen, sollten Sie das Training abbrechen.

Korrekte Haltung

Eine korrekte Haltung ist beim Üben ebenso wichtig wie im Alltag. Gehen, Stehen, das Tragen schwerer Gegenstände oder Aktentaschen – all dies belastet das Rückgrat. Doch es erfordert nur wenig Anstrengung, und Sie werden mit einer guten Haltung und einem gesunden Rücken belohnt .

Regelmäßiges Aerobic-Training stimuliert die Produktion des Glückshormons Serotonin.

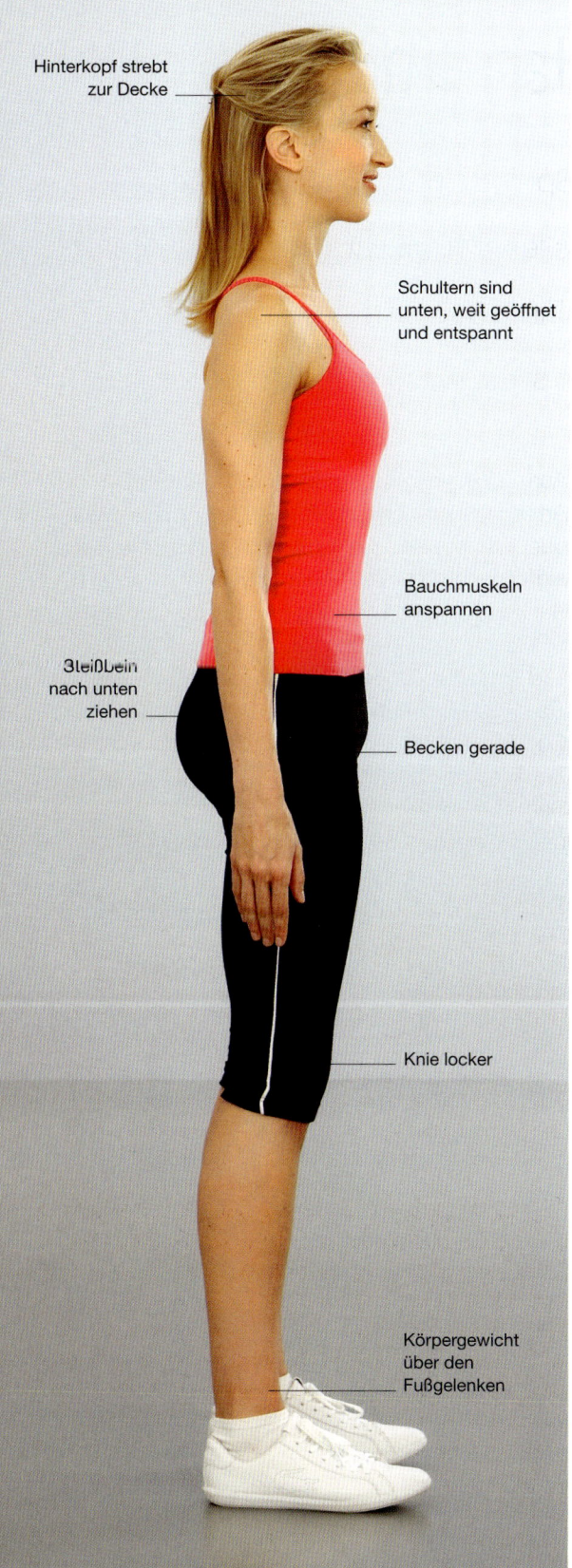

Hinterkopf strebt zur Decke

Schultern sind unten, weit geöffnet und entspannt

Bauchmuskeln anspannen

Steißbein nach unten ziehen

Becken gerade

Knie locker

Körpergewicht über den Fußgelenken

Wenn Sie jeden Tag an Ihrer Haltung arbeiten, werden Sie im Nu ein positives Ergebnis sehen. Eine gute Gelegenheit zum Üben ist z. B. das morgendliche Zähneputzen vor dem Spiegel. Stellen Sie sich aufrecht hin, die Füße parallel und etwa hüftbreit auseinander. Verteilen Sie das Gewicht gleichmäßig auf beide Beine. Schaukeln Sie auf den Zehen leicht vor und zurück. Verlagern Sie Ihr Gewicht etwas nach vorn über die Fußgelenke hinaus. Die Knie bleiben locker. Das Becken aufrichten, sodass das Steißbein sich senkt. Bauchmuskeln anspannen. Der Kopf strebt in Verlängerung des Rückens Richtung Decke. Die Schultern sind nach hinten und unten weit geöffnet und entspannt. Stellen Sie sich vor, ein an Ihrer Ohrmuschel befestigtes Senkblei ginge durch Schultern, Becken, Knie und Fußgelenk.

Prägen Sie sich dieses Gefühl ein, und überprüfen Sie im Alltag ab und zu, wie Sie stehen. Gewöhnen Sie sich diese Achtsamkeit auch beim Sitzen an: Kopf und Rumpf sollten stets aufgerichtet, die Schultern entspannt sein.

Eine korrekte Haltung beugt Rückenschmerzen vor. Durch Anspannen der Bauchmuskeln verringert sich der Druck auf den unteren Rücken.

>> **Vorteile** des Aerobic-Trainings

- senkt das Risiko für **Herzerkrankungen, Diabetes** und andere Erkrankungen

- hilft beim **Abnehmen**

- **verbessert** den **Stoffwechsel**

- **stärkt das Herz**

- **senkt den Ruhepuls** und entlastet dadurch das Herz

- verbessert die Sauerstoffverwertung und die Fettverbrennung

- baut **Stress** ab

>> **Tanzen** Sie sich fit!

Regelmäßiges Tanzen führt zu einer Verbesserung von Haltung, Körperspannung und Koordinationsfähigkeit. Darüber hinaus trainieren Sie Ihr Rhythmusgefühl, stärken Ihr Gedächtnis, erfreuen sich eines größeren Selbstbewusstseins und einer größeren Wertschätzung für Musik.

Tanzen ist nicht nur ein großartiges Fitness- und Balancetraining, sondern auch eine wunderbare Möglichkeit, die Muskulatur zu dehnen und zu kräftigen und die Körpersilhouette zu formen. Dabei werden die Muskeln ganz anders modelliert als beim Gewichtestemmen im Fitnessstudio, das die Muskelmasse vergrößert, die Muskelstränge

dabei aber verkürzt. Außerdem fördert Tanzen die Beweglichkeit der Wirbelsäule, des Beckens und der Gelenke. Und nicht zuletzt schult es die Selbstwahrnehmung – eine Grundvoraussetzung für die Verbesserung von Haltung und Körperspannung.

Die meisten Haltungsprobleme haben ihre Ursache in mangelnder Achtsamkeit und in Bequem-

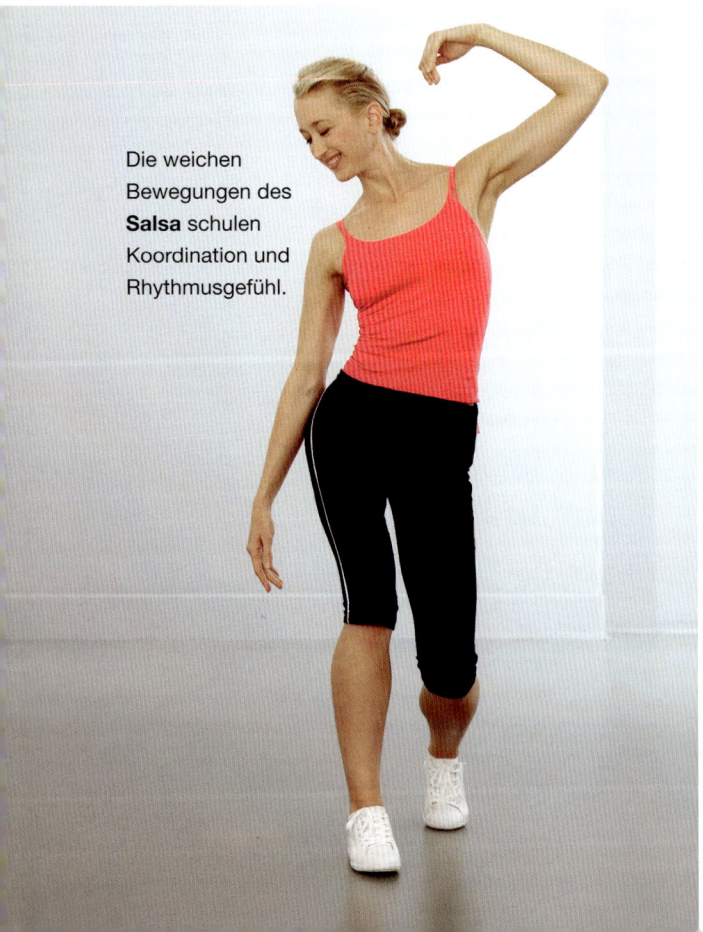

Die weichen Bewegungen des **Salsa** schulen Koordination und Rhythmusgefühl.

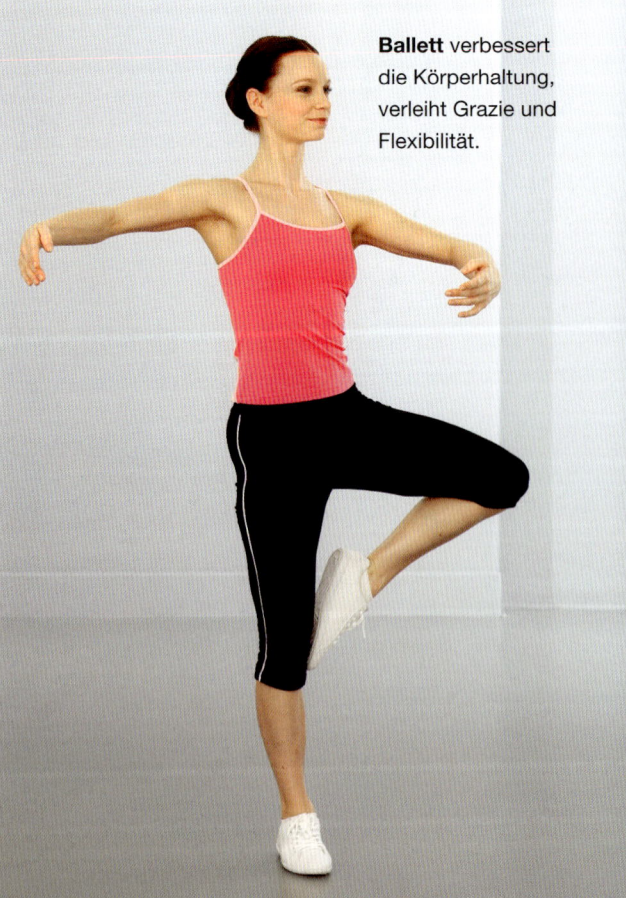

Ballett verbessert die Körperhaltung, verleiht Grazie und Flexibilität.

lichkeit. Wenn Sie regelmäßig tanzen, werden Sie vor allem Kopf, Nacken und Schultern (siehe S. 10–11) besser wahrnehmen. Dies ist bereits der erste Schritt zum Erfolg.

Tanzen als Aerobic-Training

Tanzen gilt aufgrund seiner Unterrichtsform nicht als Ausdauersport. In der Regel unterbricht ein Ballettlehrer die Klasse jedes Mal, wenn er eine neue Sequenz einführt. Echtes Aerobic-Training basiert hingegen auf längeren, ununterbrochenen Bewegungsabfolgen.

Die vier Workouts in diesem Buch sind eine Kombination aus Aerobic und Tanz und können in einem optimalen Zeitrahmen von lediglich 15 Minuten absolviert werden. Jedes Programm lässt sich auf Anfänger-, Mittelstufen- und Fortgeschrittenen-Niveau durchführen. Die Reihenfolge der Workouts spielt keine Rolle: Am besten Sie beginnen mit dem Tanzstil, der Ihnen am besten gefällt.

Warum diese Auswahl an Tanzstilen?

Die Auswahl der Workouts soll die große Bandbreite populärer Tanzstile widerspiegeln. Ich habe mich sowohl von den Hauptströmungen der populären Tanzkultur als auch vom klassischen Tanz inspirieren lassen. Allen, die dem Ballett eher kritisch gegenüberstehen, möge der Workout diese Tanzkunst etwas näherbringen. Musik und Bewegungsmuster des Jazz Dance lassen unwillkürlich an Broadway-Musicals denken. Der Salsa mit seinen geschmeidigen Beckenbewegungen ist sinnlich, während das Street-Dance-Programm sehr cool wirkt. Auch wenn manche Tanzstile Ihnen auf Anhieb reizvoller erscheinen als andere, sollten Sie sich den Spaß gönnen, sie alle auszuprobieren.

Die Bewegungen sind leicht zu erlernen. Prägen Sie sich immer zuerst die Beinarbeit ein, ehe Sie Arme und dann Schultern und Becken hinzunehmen. Das Üben soll in erster Linie Spaß machen! Geben Sie jedem Tanz Ihre ganz persönliche Note.

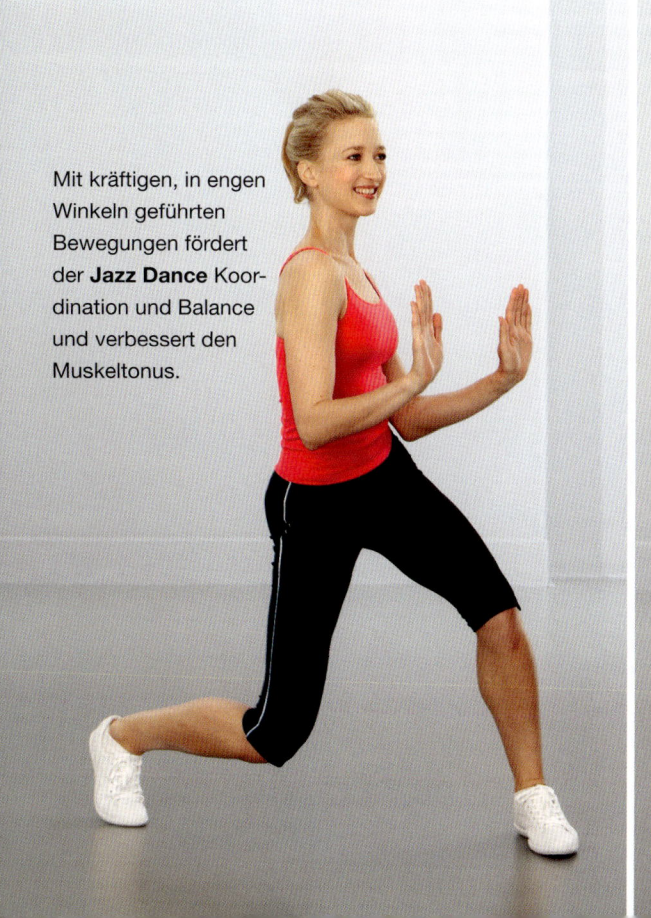

Mit kräftigen, in engen Winkeln geführten Bewegungen fördert der **Jazz Dance** Koordination und Balance und verbessert den Muskeltonus.

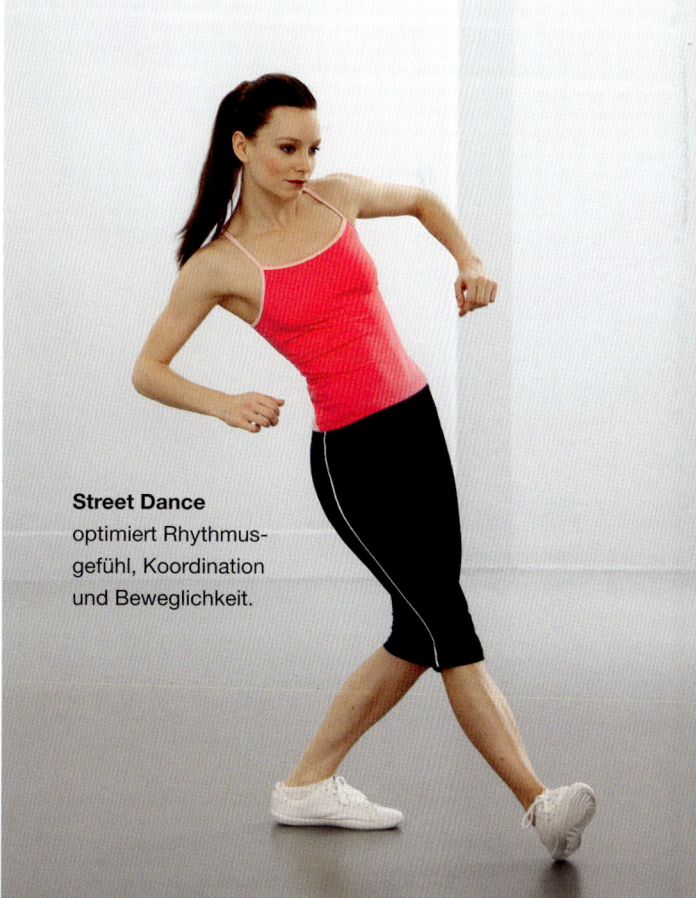

Street Dance optimiert Rhythmusgefühl, Koordination und Beweglichkeit.

>> **Der Aufbau** eines Workouts

Das Aerobic-Training in einem Fitness-Studio gliedert sich normalerweise in drei Teile: ein Warm-up, eine Ausdauer-Sequenz und eine Einheit zum Kräftigen und Dehnen. Die Dance-Workouts in diesem Buch sind nach demselben Muster aufgebaut.

Ein Warm-up ist, wie der Begriff schon sagt, nichts anderes als ein Aufwärmtraining zur Mobilisierung von Gelenken und Muskeln. Wer den Körper sofort maximal belastet, ohne sich aufzuwärmen, kann sich ernsthaft verletzen. Mit ein paar leichten Dehnübungen vorweg lockern Sie die Gelenke, verbessern ihre Beweglichkeit und bereiten den Körper auf das eigentliche Training vor.

Die Belastungsphase

Das Ausdauertraining ist die längste Phase jedes Aerobic-Programms. Es soll die Leistungsfähigkeit von Herz und Kreislauf verbessern. Als Muskel spricht das Herz, wie andere Muskeln auch, gut auf spezielles Training an. Dabei erhöht sich die Herzfrequenz, die Anzahl der Herzschläge pro Minute. Wie sich anhand der Belastungskurve zeigen lässt, beschleunigt sich die Herzfrequenz unter Belastung allmählich, bleibt eine Zeitlang auf erhöhtem Niveau und kehrt allmählich wieder zum Ruhewert zurück.

Im vorliegenden Buch und auf der DVD enthält jeder Workout fünf Grundschritte (Level 1). Diese werden auf unterschiedliche Weise variiert, etwa indem die Arme mitschwingen, die Knie tiefer gebeugt oder die Bewegungen raumgreifender gestaltet werden (Level 2). Auf dem Höhepunkt der Belastungskurve kommen Sprünge hinzu (Level 3). Lassen Sie sich nicht aus dem Konzept bringen, wenn Sie das Hüpfen als zu anstrengend empfinden – auch ohne Sprünge erzielen Sie einen hervorragenden Trainingseffekt.

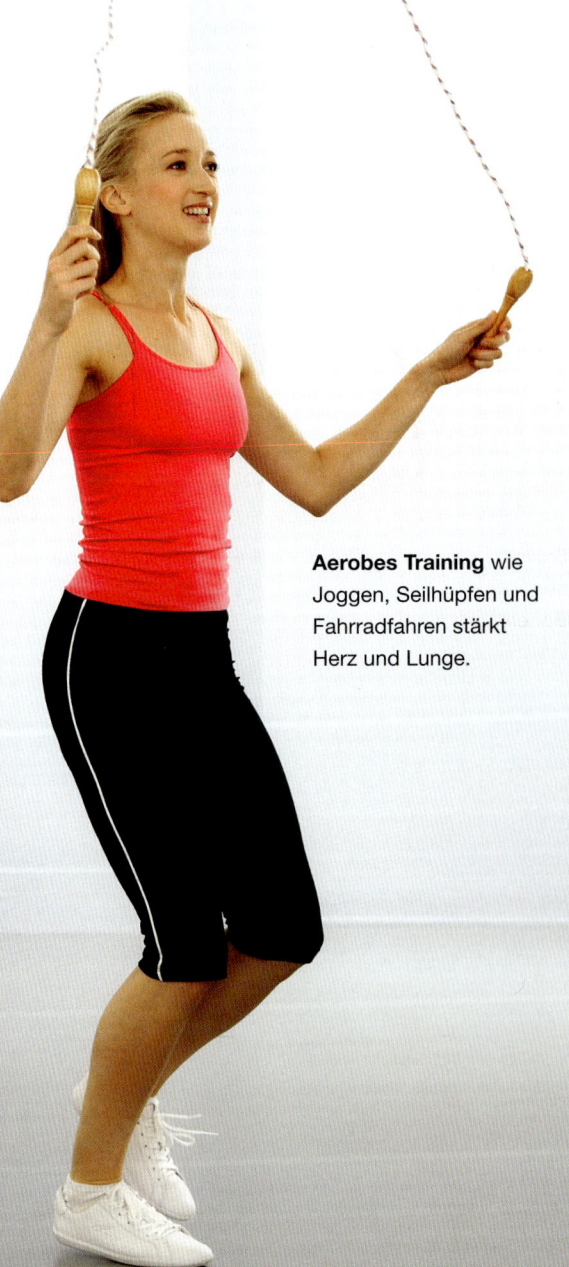

Aerobes Training wie Joggen, Seilhüpfen und Fahrradfahren stärkt Herz und Lunge.

Um die Herzfrequenz allmählich wieder auf den Ruhewert zu senken, führen Sie am Ende einer Übungseinheit alle Bewegungsabfolgen noch einmal in umgekehrter Reihenfolge durch, bis Sie wieder bei den Grundschritten ankommen: Nehmen Sie zuerst die Sprünge aus der Übung und dann schrittweise die Bewegungen aus Level 2. Beginn und Ende jedes Workouts sind also identisch.

Kräftigen und Dehnen

Nach der Aerobic-Sequenz legen Sie sich auf eine Matte, um einzelne Muskeln oder Muskelgruppen zu kräftigen und zu dehnen. Bei solchen Kräftigungsübungen, z.B. Bauchmuskelübungen oder leichten Liegestützen, werden die Muskeln gestärkt, ohne dass Muskelmasse aufgebaut wird. Wer sie täglich praktiziert, stärkt die gesamte Rumpfmuskulatur, entlastet die Wirbelsäule und beugt Schmerzen im unteren Rücken vor.

Während das leichte Krafttraining zur Muskeldefinition beiträgt, sorgen Dehnübungen dafür, dass die Muskulatur – etwa die Oberschenkelmuskeln oder Hüftbeuger – und die Gelenke locker und geschmeidig bleiben.

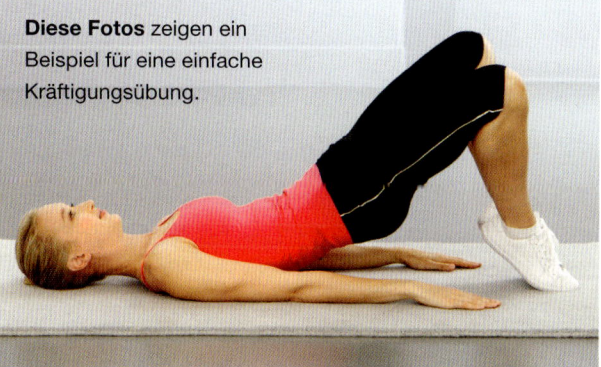

Diese Fotos zeigen ein Beispiel für eine einfache Kräftigungsübung.

Schritt 1 Beine schließen, anwinkeln und Füße flach auf den Boden stellen. Das Becken Wirbel für Wirbel vom Boden abheben. Fersen anheben und Knie beim Einatmen langsam öffnen.

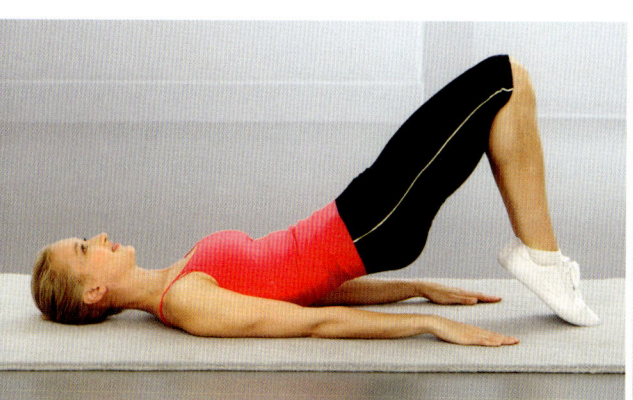

Schritt 2 Beim Ausatmen Knie zusammenpressen. Diese Übung kräftigt und formt die Oberschenkel- und Wadenmuskulatur.

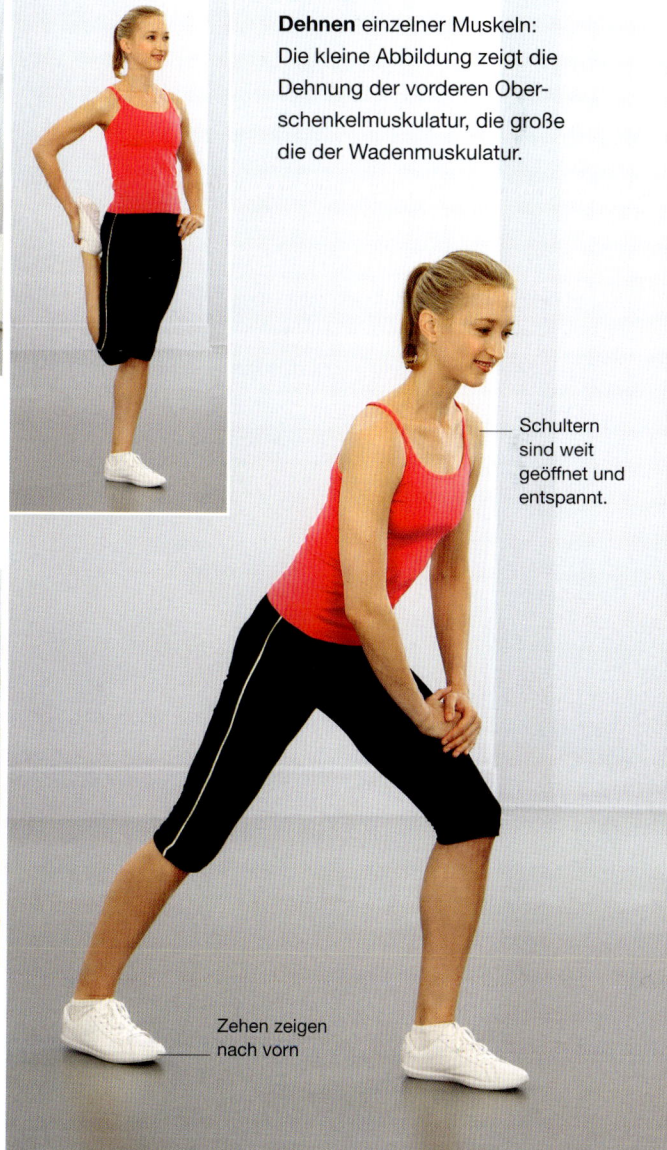

Dehnen einzelner Muskeln: Die kleine Abbildung zeigt die Dehnung der vorderen Oberschenkelmuskulatur, die große die der Wadenmuskulatur.

Schultern sind weit geöffnet und entspannt.

Zehen zeigen nach vorn

>> **Hinweise** für Anfänger

Ein neues Trainingsprogramm auszuprobieren, kann anregend und entmutigend zugleich sein. Die Durchführung der Tanz-Workouts sollte natürlich Spaß machen, doch es ist auch wichtig zu wissen, wie sich Verletzungen vermeiden lassen.

Bevor Sie mit dem Training beginnen, überlegen Sie sich, welche Kleidung sich dafür eignet, wo Sie den Workout durchführen möchten und wie viel Platz Sie dafür benötigen. Stellen Sie sich etwas zu trinken bereit, und achten Sie beim Üben auf eine korrekte Atmung und Ihre Sicherheit. Wer noch nie getanzt hat, sollte auch wissen, wie Tänzer den Rhythmus zählen.

Kleidung und Ausrüstung

Die passende Trainingskleidung sorgt dafür, dass Sie sich beim Tanzen wohlfühlen und nicht ver-

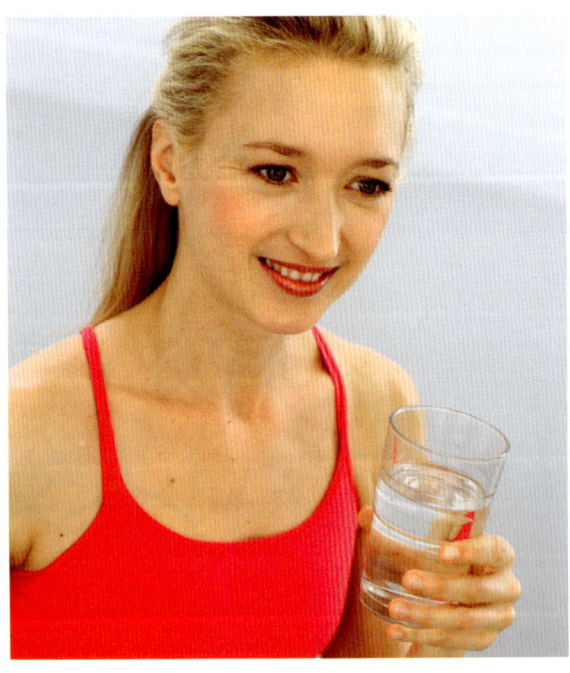

letzen können. Turnschuhe sollten eine robuste Sohle haben und den Knöcheln guten Halt bieten. Bequeme, relativ eng anliegende Kleidung aus atmungsaktivem Material ist weiten Hosen und Oberteilen mit Reißverschlüssen oder Knöpfen vorzuziehen: Letztere können kratzen, und überschüssiger Stoff ist beim Tanzen im Weg. Ansonsten benötigen Sie lediglich eine bequeme, weiche Matte für die Kräftigungs- und Dehnübungen oder eine doppelt gefaltete Decke.

Wie viel Platz brauche ich?

Um der DVD folgen zu können, müssen Sie vor Ihrem Fernseher oder Computerbildschirm üben. Dort sollte genug Platz sein, dass Sie nach allen Seiten vier Schritte machen können. Räumen Sie alle Hindernisse aus dem Weg, über die Sie beim Üben stolpern könnten.

Wichtig: zwischendurch trinken!

Während des Workouts genug zu trinken ist wichtiger als viele Menschen glauben. Wann immer Sie ein Ausdauertraining durchführen, bei der die Körpertemperatur über einen längeren Zeitraum erhöht ist, schwitzen Sie. Auf diese Weise kühlt sich der Körper. Um den damit einhergehenden Flüssigkeitsverlust auszugleichen, sollten Sie zwischendurch immer wieder etwas Wasser trinken.

Wer beim Training zu wenig trinkt, kann Kopfschmerzen und Krämpfe bekommen. Trinken Sie vor, während und nach dem Training regelmäßig etwas Wasser.

Richtiges Atmen führt dem Körper die maximale Sauer-
stoffmenge zu. Beim Ausatmen (kleines Foto) entspannt
sich der Brustkorb, beim Einatmen weitet er sich.

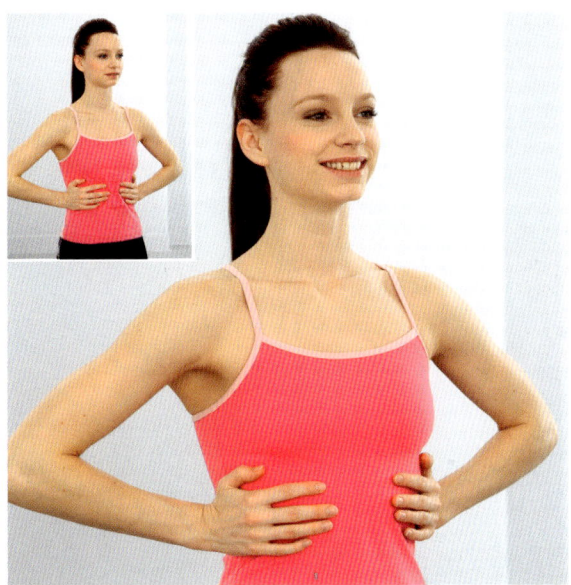

Richtig atmen

Bei aerobem Training benötigen Lungen und
Herz mehr Sauerstoff, als wenn sich der Körper
in Ruhestellung befindet. Nur mit ausreichender
Sauerstoffversorgung können auch die Muskeln
Schwerstarbeit leisten. Achten Sie darauf, während
des Trainings regelmäßig tief ein- und auszuatmen.
Sie können ein Gefühl für die richtige Atmung
bekommen, wenn Sie sich Ihre Hände seitlich auf
die Rippenbögen legen. Spüren Sie beim Einatmen,
wie der Brustkorb sich nach vorn und zur Seite
weitet, und beim Ausatmen, wie er sich wieder
verengt, während die Luft aus dem Körper strömt.

Wie oft und wann soll ich die Workouts durchführen?

Da die Programme nur 15 Minuten dauern, lassen
sie sich in der Regel problemlos in den Tagesablauf integrieren. Sie können morgens, mittags oder
abends üben, auch wenn ich persönlich für einen
morgendlichen Workout plädiere. Erstens ist er
dann erledigt, und zweitens fühlen Sie sich den
gesamten Tag hindurch besser.

Versuchen Sie mindestens dreimal pro Woche
eines der Programme durchzuführen, auch wenn
es Ihnen zunächst schwerfällt. Sobald Sie sich an
das regelmäßige Üben gewöhnt haben, werden Sie
sich besser, energiegeladener und stärker fühlen.

Im Takt bleiben

Auf Musik zu zählen ist einfach. Musikstücke sind
durch regelmäßige rhythmische Einheiten, die
sogenannten Beats oder Taktschläge, strukturiert.
Acht Beats bilden zwei Takte bzw. eine Phrase.
Bei allen Musikstücken für diese Workouts wird auf
acht gezählt. Wenn Sie die Übungen in umgekehrter Reihenfolge durchführen (siehe S. 14), wiederholen Sie jeweils nur zwei Phrasen à acht Schläge.
Wenn es Ihnen schwerfällt, im Takt zu bleiben,
machen Sie sich keine Sorgen: Folgen Sie einfach
den Anweisungen auf der DVD.

>> Sicherheitshinweise

Sicherheit beim Training ist das A und O.
Grundvoraussetzung dafür ist die richtige
Haltung und Technik, vor allem, wenn die
Schrittfolgen anspruchsvoller werden.

- **Ob gerade oder gebeugt** – die Knie
  sollten immer senkrecht über den Zehen
  sein. Sind die Knie nach innen oder außen
  verdreht, werden die Kniegelenke unge-
  sund belastet.

- **Knie locker lassen.** Nach einem Sprung
  auf einem überstreckten Bein zu landen
  erschüttert nicht nur den Körper, es kann
  auch die Gelenke schädigen.

- **Beim Springen** sollten Sie immer zuerst
  mit den Zehen aufkommen und dann den
  ganzen Fuß abrollen.

- **Denken Sie immer daran,** die Bauchmuskulatur anzuspannen und das Becken
  aufzurichten, damit Sie nicht ins Hohlkreuz
  fallen und Ihrer Wirbelsäule schaden.

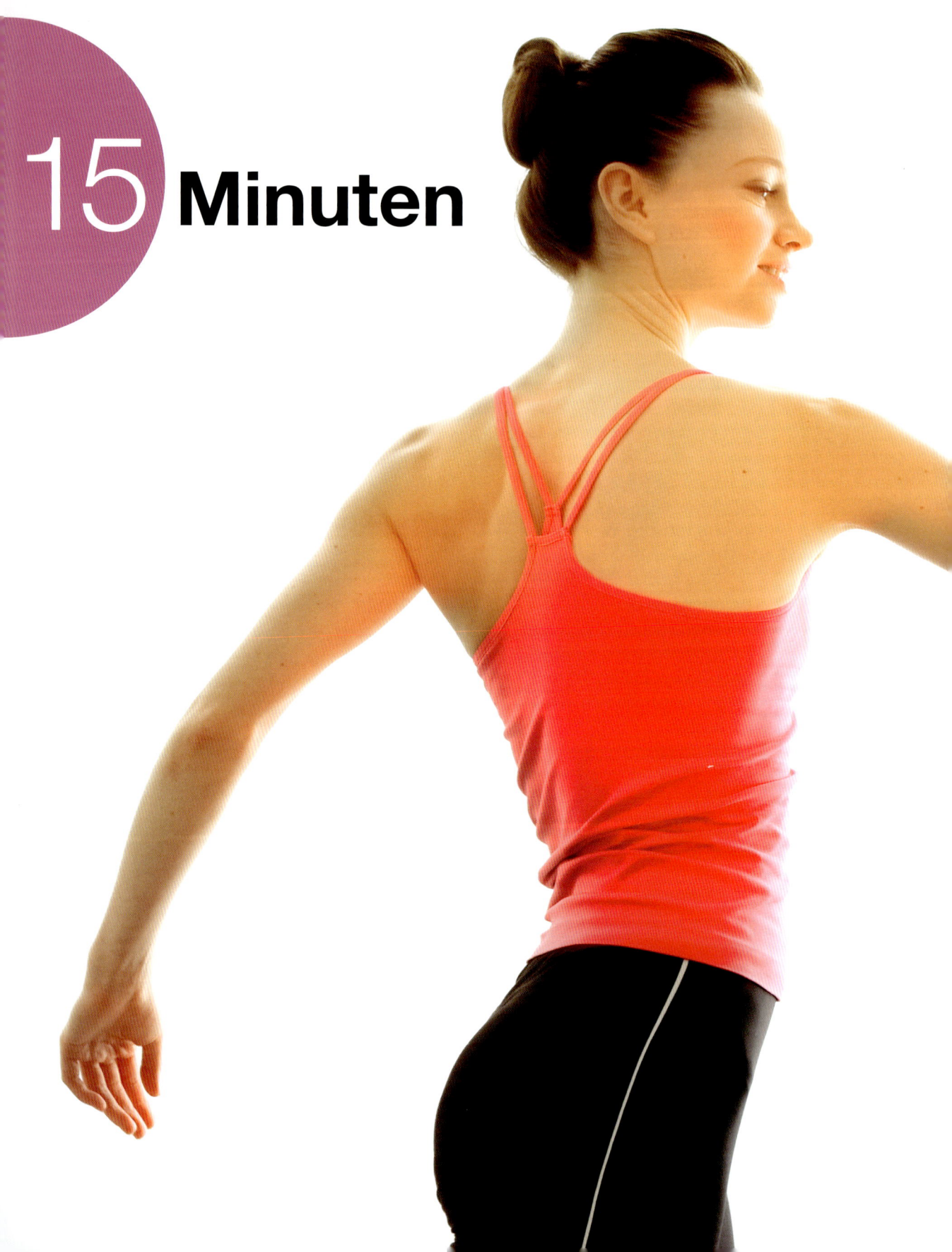

15 Minuten

Minuten

Salsa >>

Wiegen Sie das
Becken im Takt und
lassen Sie die Hände
rhythmisch kreisen.

>> **Warm-up** Schulterkreisen/Kopfdrehen

1 **Schulterkreisen** Stellen Sie sich aufrecht hin, die Füße hüftbreit auseinander. Knie beugen. Beine strecken und dabei beide Schultern vorwärts kreisen. Knie wieder beugen, wenn Sie den Kreis mit den Schultern vollenden. Schultern 4-mal vorwärts, dann 4-mal rückwärts kreisen.

2 **Kopfdrehen** Beine strecken und Rücken aufrichten. Der Kopf strebt in Verlängerung der Wirbelsäule zur Decke. Den Kopf nach rechts drehen und über die rechte Schulter blicken, dann in die Mitte zurück und nach links drehen. 4-mal wiederholen (1 Wdh. = beide Seiten).

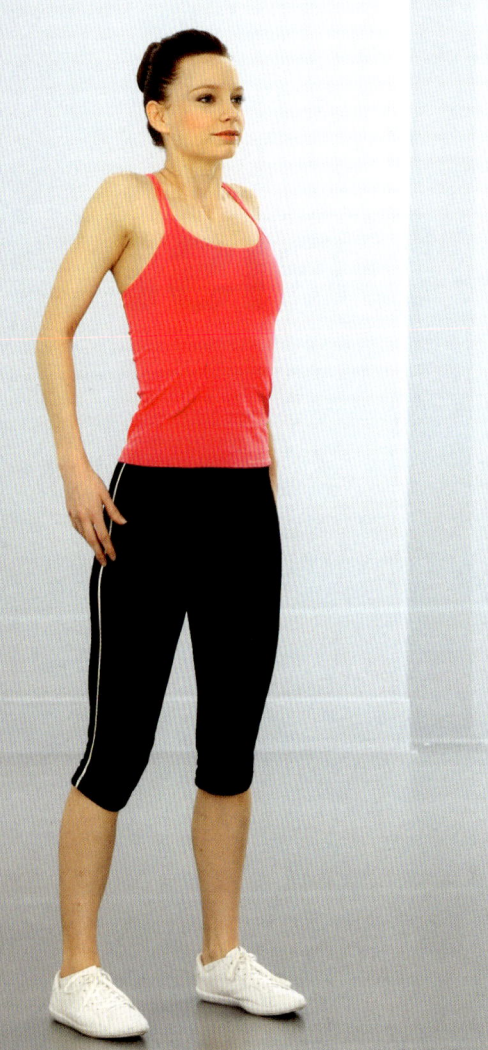

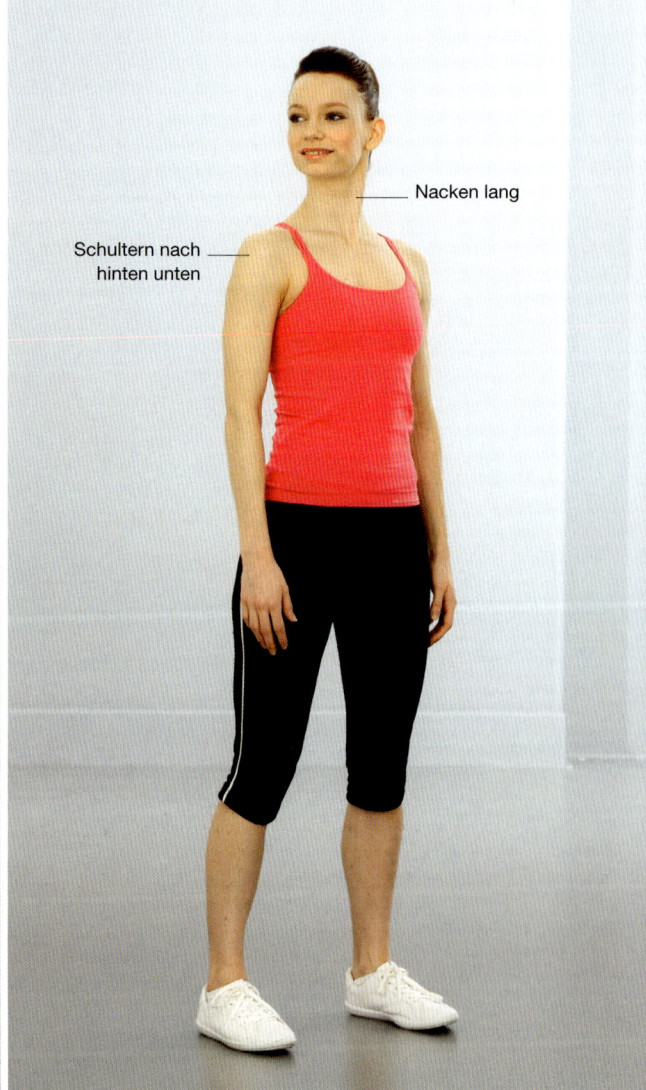

Nacken lang

Schultern nach hinten unten

>> **Warm-up** Becken- & Handkreisen/ Dehnen

3 **Becken- & Handkreisen** Die Füße stehen hüftbreit auseinander, die Knie sind leicht gebeugt. Mit geradem Oberkörper und gestreckten Armen Becken und Handgelenke kreisen – 4-mal rechts- und 4-mal linksherum.

4 **Dehnen** Knie beugen, linke Hand auf die Hüfte legen und den rechten Arm über den Kopf gerade in die Höhe strecken. Den Oberkörper zur linken Seite neigen und die rechte Rumpfseite dehnen. Den Körper langsam wieder aufrichten und die Übung zur anderen Seite wiederholen.

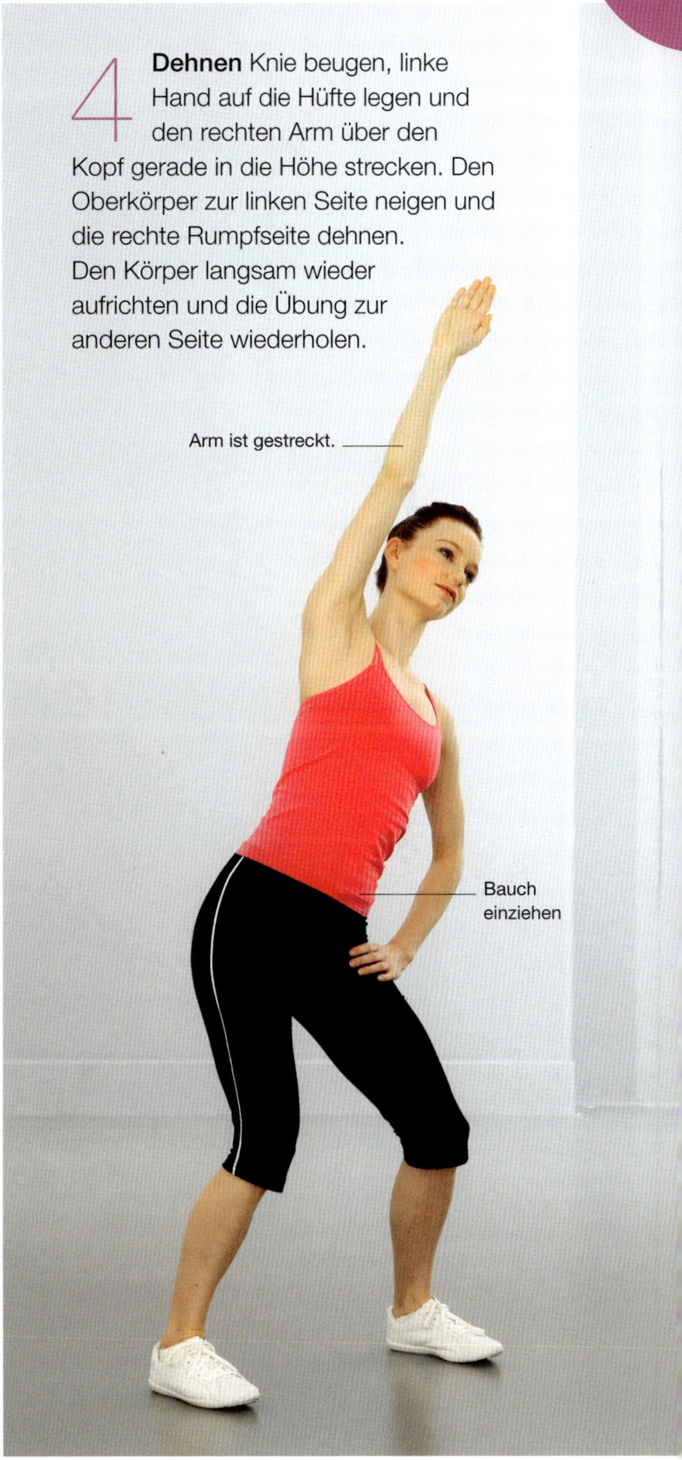

Arm ist gestreckt.

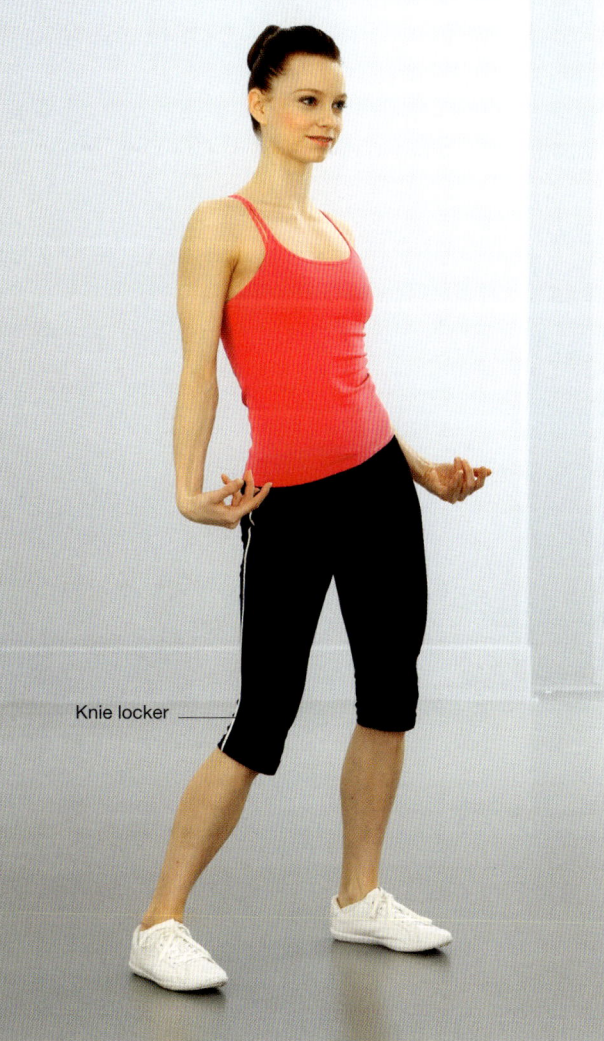

Knie locker

Bauch einziehen

>> **Aerobic** Salsa 1

5 **Salsa 1** Die Hände auf die Hüften legen, Füße schließen. Mit dem rechten Fuß einen kleinen Schritt vorwärts und dabei das Becken sanft zur Seite schwingen. Den rechten Fuß wieder zurück zur Mitte setzen. Dann die Schritte mit dem linken Fuß wiederholen.

6 Mit rechts einen kleinen Schritt rückwärts und das Becken nach rechts schwingen. Den Fuß wieder zur Mitte zurückbringen. Die Sequenz mit dem linken Fuß durchführen. Schritte 5 und 6 einmal wiederholen.

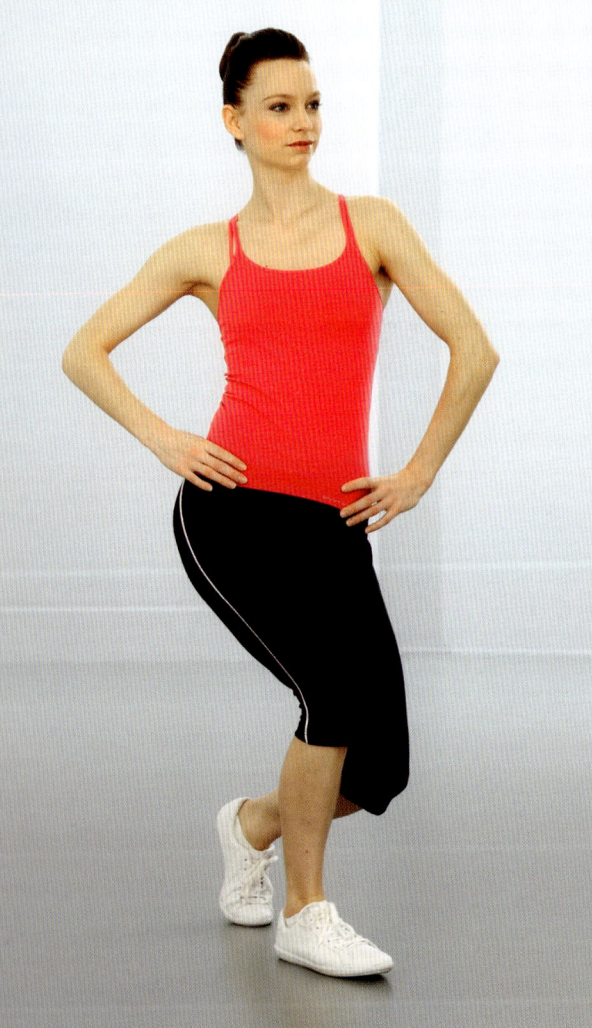

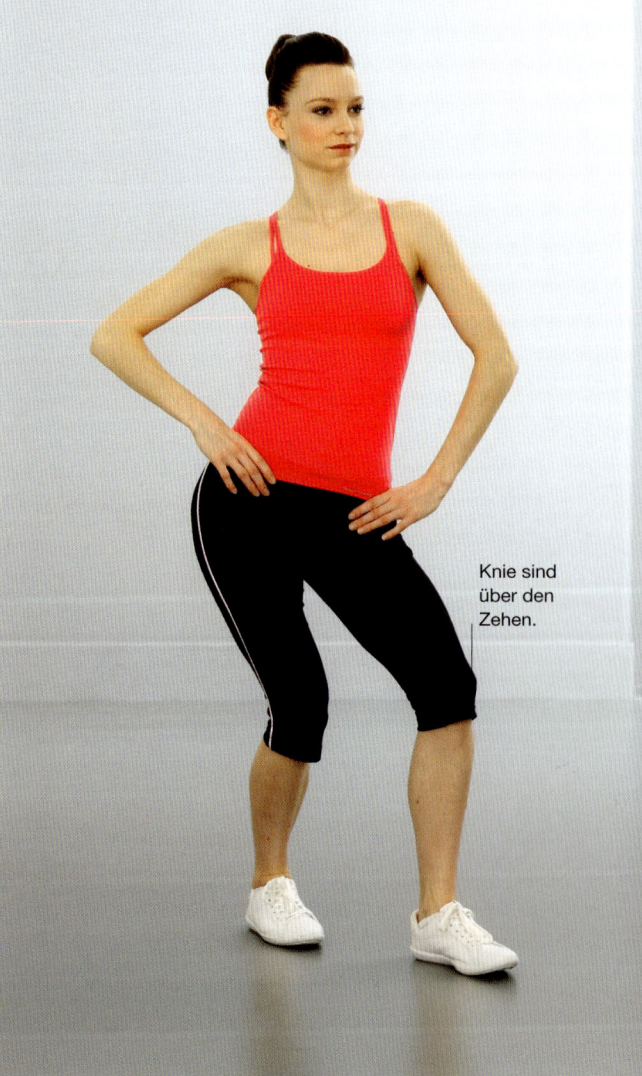

Knie sind über den Zehen.

7 **Kreuzschritt 1** Hände bleiben auf den Hüften. Der linke Fuß kreuzt vor dem rechten. Dabei die rechte Schulter nach vorn bringen und die linke Hüfte nach außen schwingen.

8 Den rechten Fuß vor dem linken kreuzen und belasten, die linke Schulter schwingt nach vorn, die rechte Hüfte nach außen. Rechten Fuß zurück zur Mitte bringen. Arme und Beine immer gegengleich bewegen. Schritte 7 und 8 insgesamt 4-mal wiederholen.

Schulter schwingt gegengleich nach vorn.

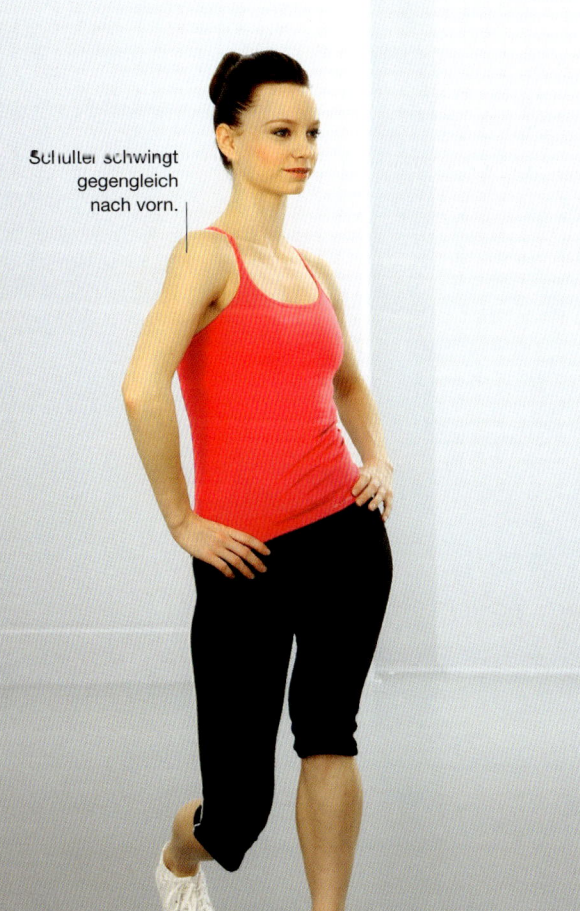

Das Bein kreuzt die Körper-mitte.

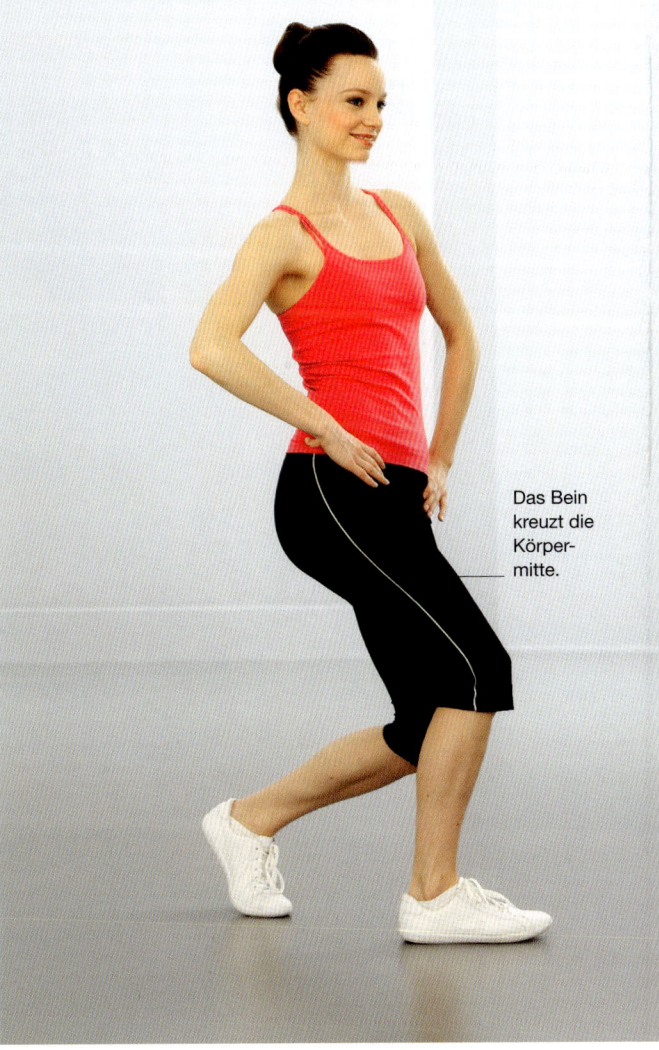

>> **Aerobic** Mambo 1

9 **Mambo 1** Die Hände liegen weiterhin auf den Hüften. Das linke Bein gestreckt vor dem rechten kreuzen. Das Gewicht auf links verlagern und auf dem Ballen wippen. Den rechten Fuß kurz vom Boden heben und wieder aufstellen.

10 Linkes Bein nach hinten und leicht nach links strecken und den Fuß aufsetzen. Gewicht auf links verlagern und auf dem Ballen wippen. Rechten Fuß kurz abheben und aufsetzen. Linkes Bein vor dem rechten kreuzen, rechten Fuß kurz abheben und aufsetzen. Linken Fuß an den rechten schließen, drei kleine Schritte auf der Stelle, dann die Sequenz zur anderen Seite durchführen. Schritte 9 und 10 insgesamt 2-mal wiederholen.

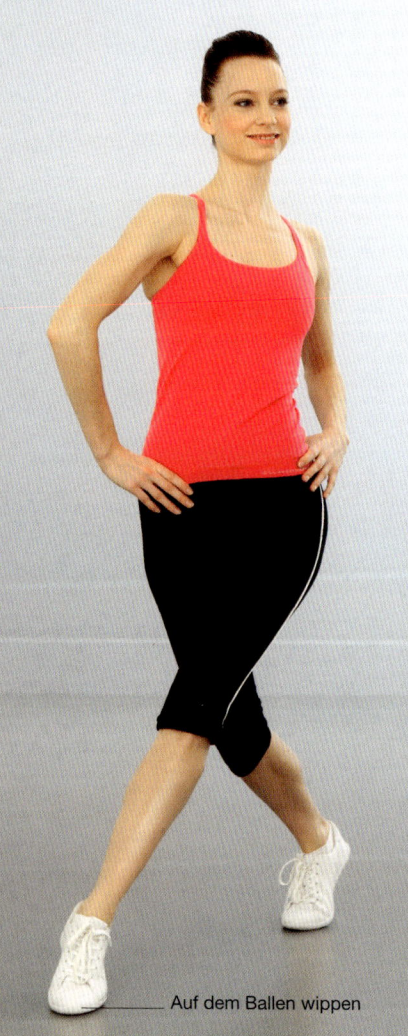

Auf dem Ballen wippen

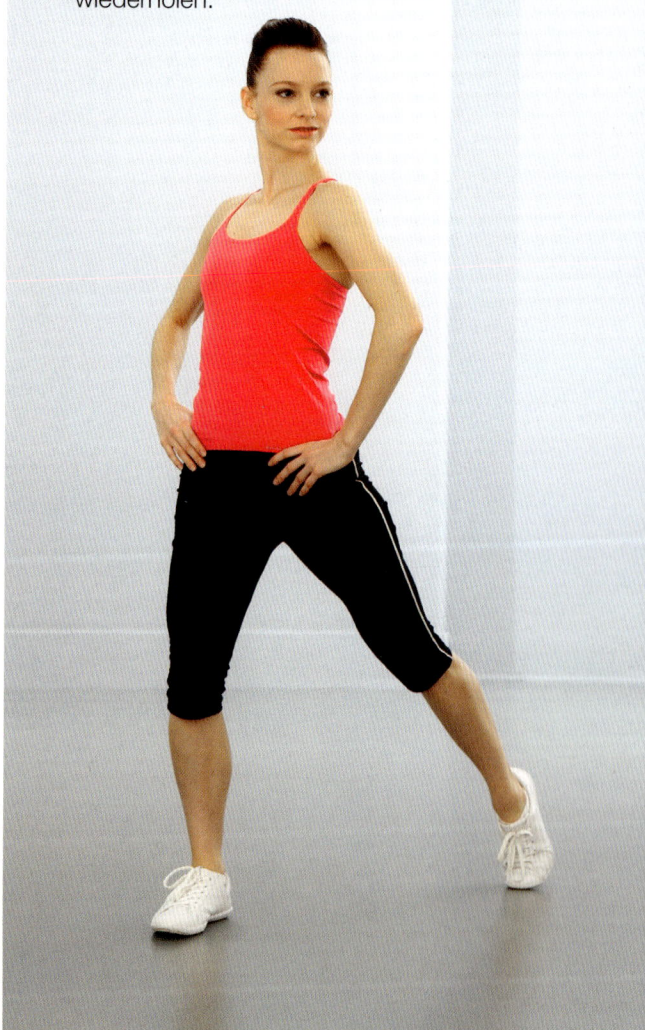

11 **Sidestep 1** Hände auf die Hüften legen und mit rechts einen Schritt zur Seite machen. Den linken Fuß heranziehen und mit rechts wieder einen Schritt zur Seite machen. Den linken Fuß wieder heranziehen und mit den Zehen neben dem rechten Fuß auf den Boden tippen.

12 Die Schrittfolge mit links wiederholen. Hüfte im Einklang mit den Sidesteps heben und senken. Schritte 11 und 12 insgesamt 4-mal wiederholen.

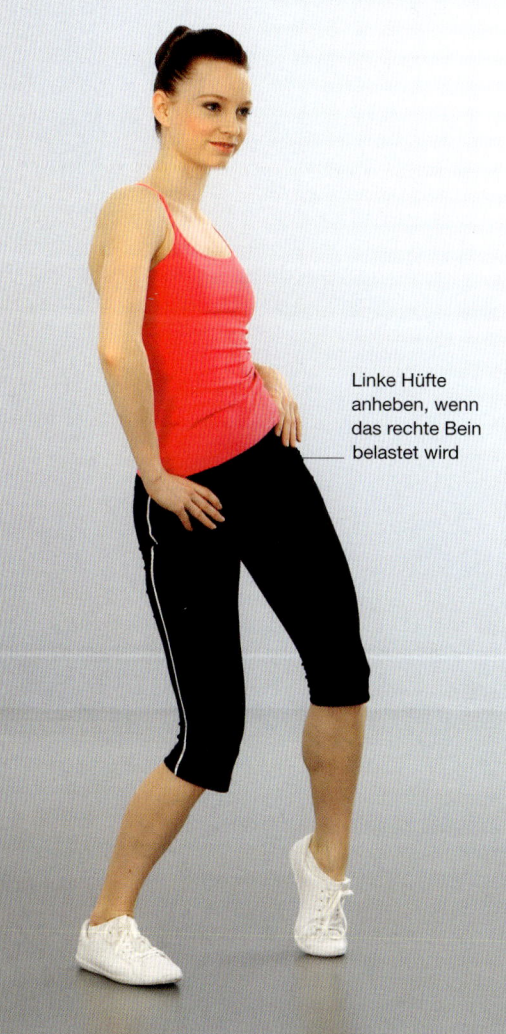

Linke Hüfte anheben, wenn das rechte Bein belastet wird

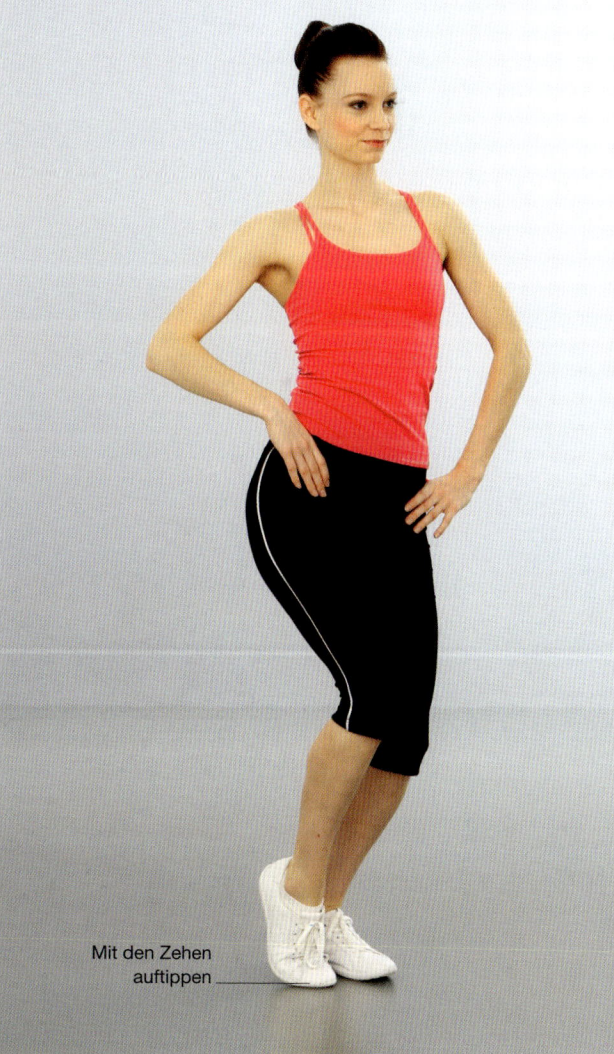

Mit den Zehen auftippen

13 **Ausfallschritt 1** Hände liegen auf den Hüften, Füße sind geschlossen. Mit rechts einen Schritt zur Seite. Das rechte Bein belasten und auf dem Ballen wippen. Dabei die rechte Schulter nach vorn drehen. Den linken Fuß kurz anheben und wieder aufsetzen.

14 Den rechten Fuß wieder zur Mitte bringen, neben dem linken Fuß aufsetzen und die Sequenz links durchführen. Schritte 13 und 14 insgesamt 4-mal wiederholen.

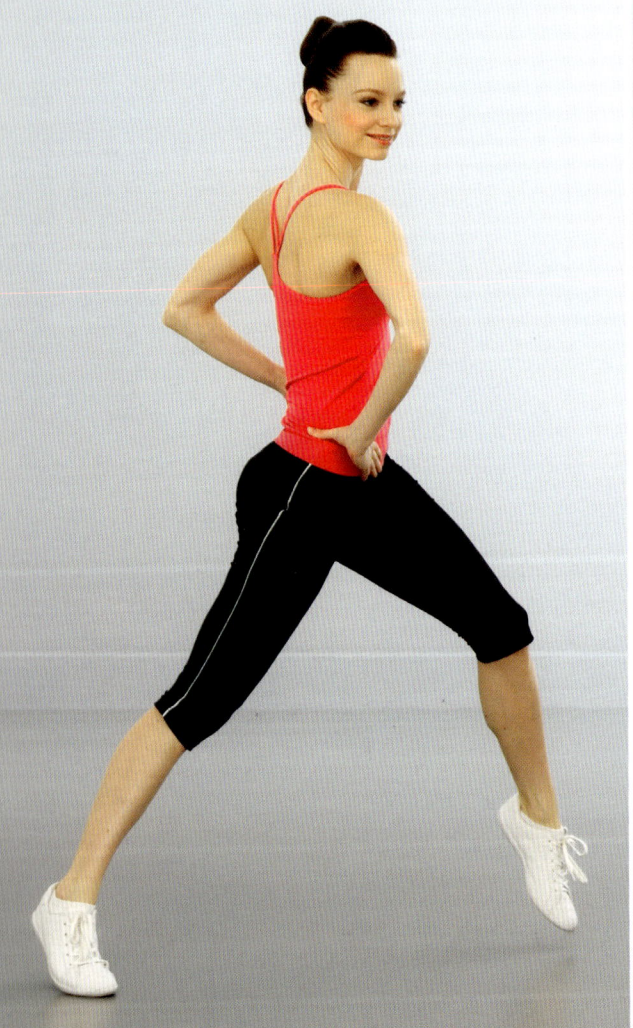

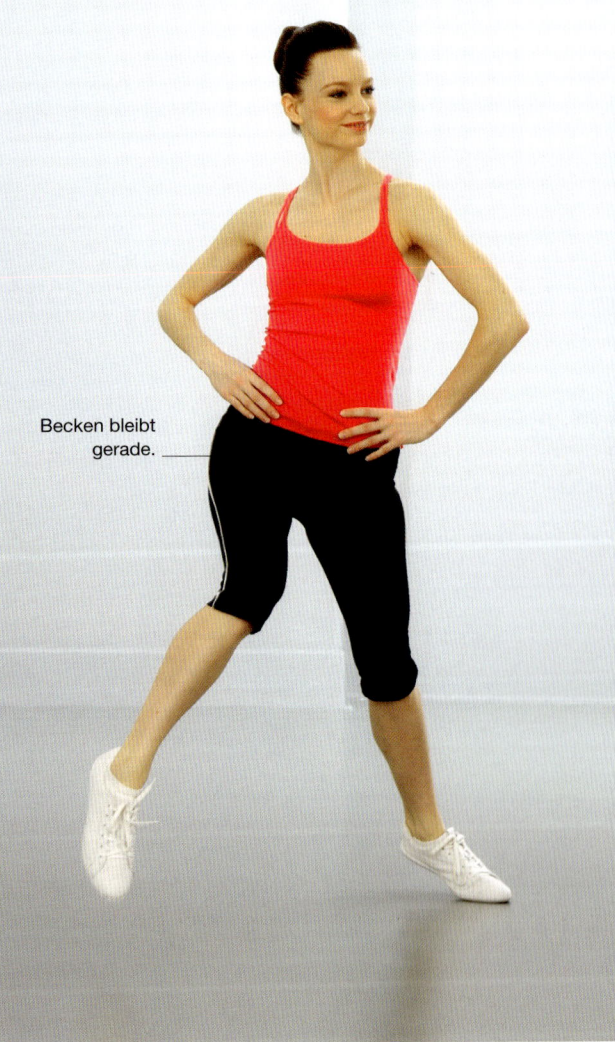

Becken bleibt gerade.

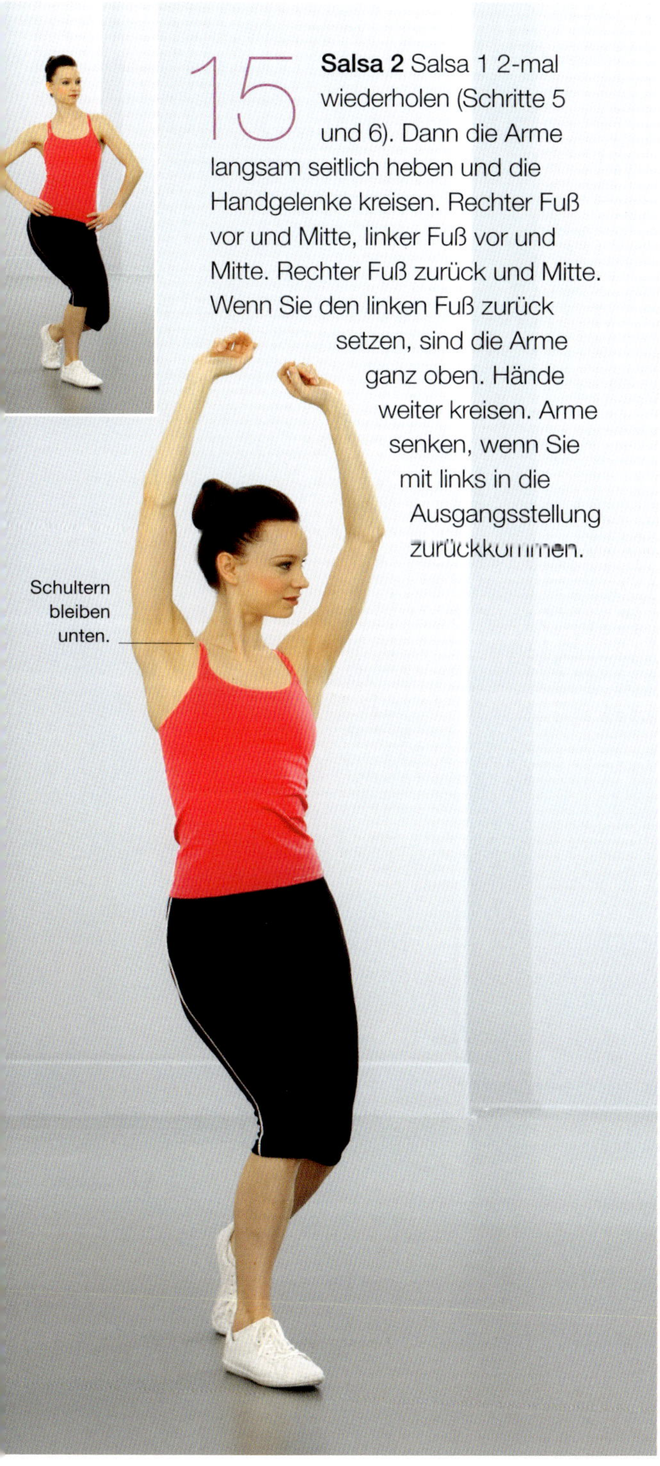

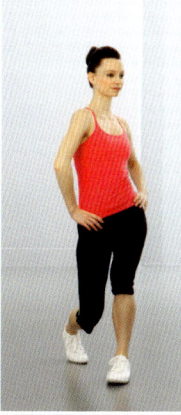

15 **Salsa 2** Salsa 1 2-mal wiederholen (Schritte 5 und 6). Dann die Arme langsam seitlich heben und die Handgelenke kreisen. Rechter Fuß vor und Mitte, linker Fuß vor und Mitte. Rechter Fuß zurück und Mitte. Wenn Sie den linken Fuß zurück setzen, sind die Arme ganz oben. Hände weiter kreisen. Arme senken, wenn Sie mit links in die Ausgangsstellung zurückkommen.

16 **Kreuzschritt 2** Kreuzschritt 1 (Schritte 7 und 8) 4-mal wiederholen, dann mit dem Kreuzschritt die rechte Hand auf Bauchnabelhöhe heben und einmal das Handgelenk in einer kleinen Bewegung kreisen, während das linke Bein kreuzt. Insgesamt 4-mal wiederholen.

Schultern bleiben unten.

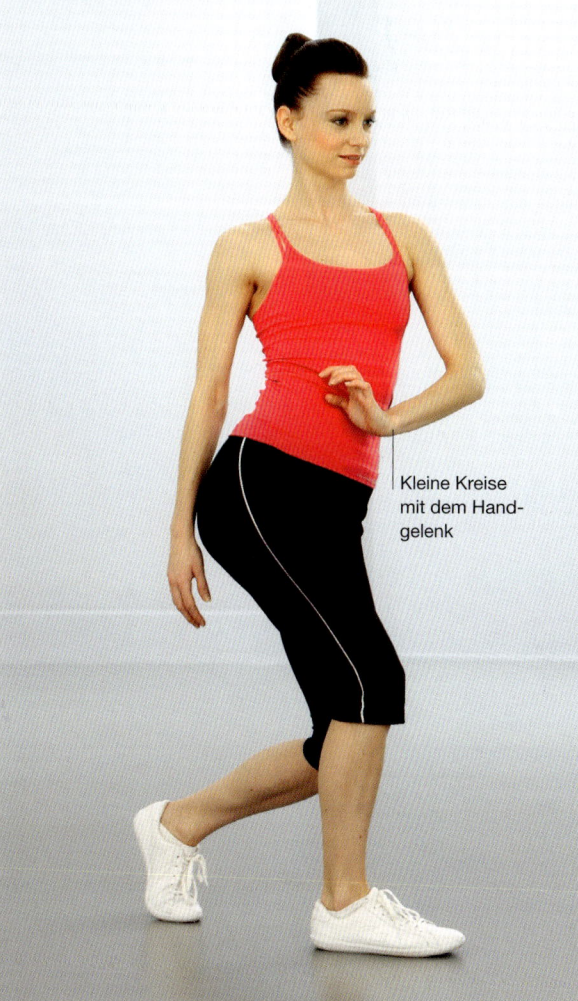

Kleine Kreise mit dem Handgelenk

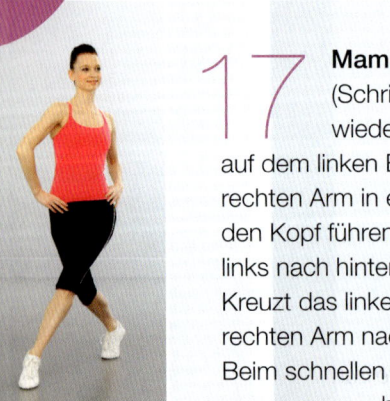

17 **Mambo 2** Mambo 1 (Schritte 9 und 10) 2-mal wiederholen. Wenn Sie auf dem linken Ballen wippen, den rechten Arm in einem Bogen über den Kopf führen. Beim Schritt mit links nach hinten, den Arm senken. Kreuzt das linke Bein erneut, den rechten Arm nach vorn strecken. Beim schnellen Wechselschritt beide Arme auf Hüfthöhe bringen. Die Schrittfolge zur anderen Seite durchführen (siehe Foto). Ein-mal wiederholen.

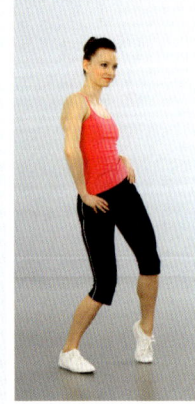

18 **Sidestep 2** Sidestep 1 (Schritte 11 und 12) 4-mal wiederholen, dann die Arme senken. Bei der nächsten Schrittfolge nach rechts, wenn das linke Bein zur Mitte kommt, den rechten Arm in einem Bogen über den Kopf führen und am Körper ent-langgleiten lassen. Schrittfolge zur anderen Seite durchführen (siehe Abbildung). Insgesamt 4-mal wieder-holen.

Hand locker

Bauch einziehen

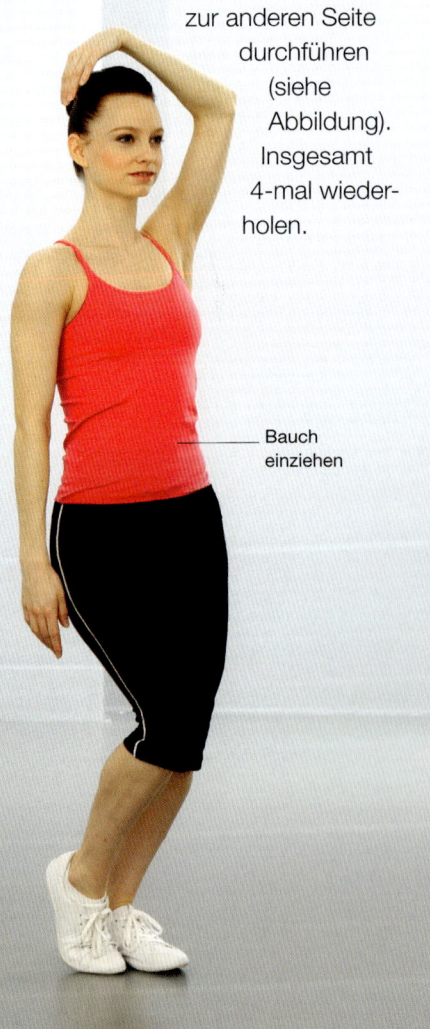

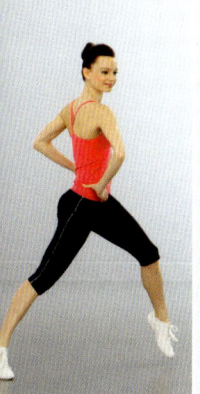

19 **Ausfallschritt 2** Ausfallschritt 1 (Schritte 13 und 14) 4-mal wiederholen, dann die Arme senken. Ausfallschritt wiederholen und beim Wippen auf dem rechten Ballen den rechten Arm vor dem Körper anwinkeln. Der Oberarm ist parallel zum Boden und die Hand neben dem Gesicht. Einen kleinen Kreis aus dem Handgelenk durchführen. Den Arm senken, wenn der Fuß zur Mitte zurückkehrt. Dann zur anderen Seite. Insgesamt 4-mal wiederholen.

Das Gesicht mit dem Arm »einrahmen«

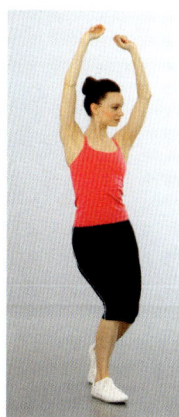

20 **Salsa 3** Salsa 2 (Schritt 15) 2-mal wiederholen. Bei der 3. Wiederholung mit rechts einen Schritt nach vorn, den linken Arm seitlich anwinkeln und neben dem Ohr einen kleinen Kreis mit der Hand durchführen. Mit dem rechten Bein in die Mitte zurück, den Arm senken, einen kleinen Sprung machen. Die Sequenz zur anderen Seite und nach hinten durchführen. Das Ganze einmal wiederholen.

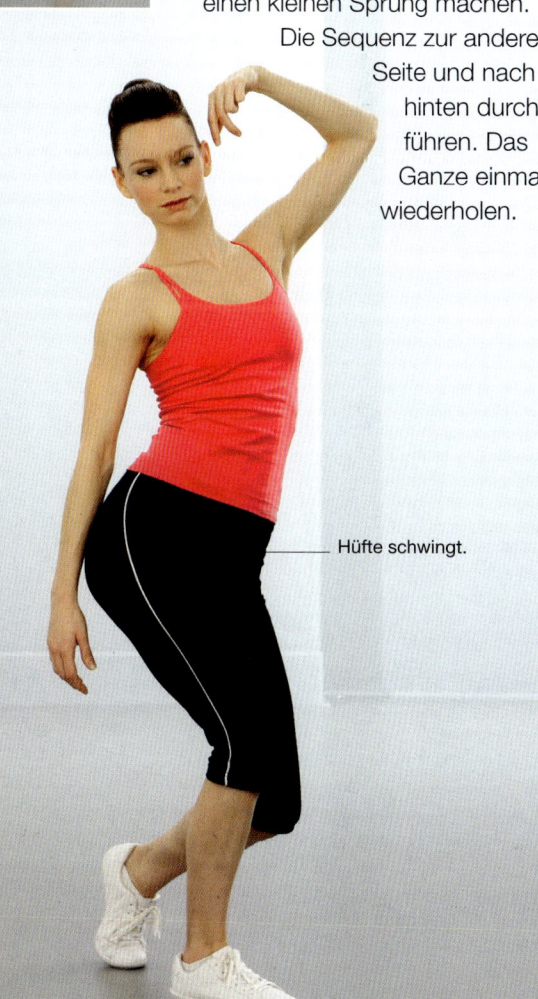

Hüfte schwingt.

>> **Aerobic** Kreuzschritt 3/Mambo 3

Füße strecken

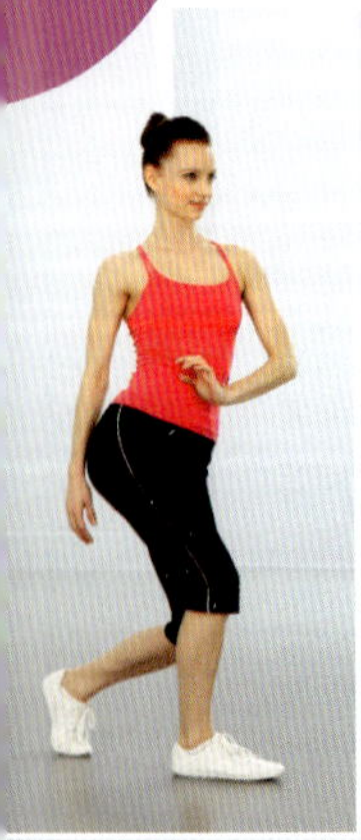

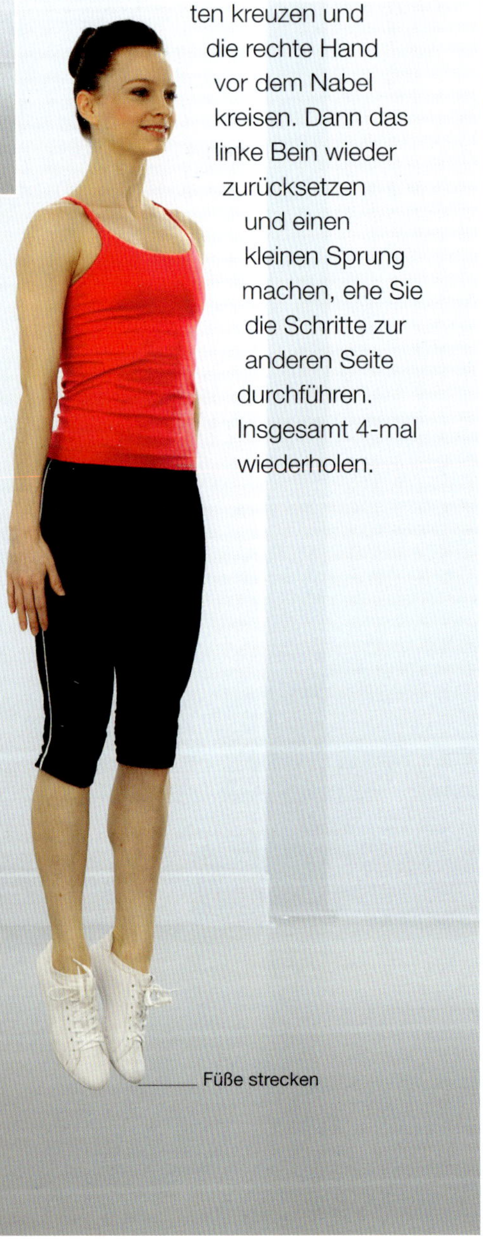

21 **Kreuzschritt 3** Wiederholen Sie Kreuzschritt 2 (Schritt 16) 4-mal. Bei der 5. Wiederholung das linke Bein vor dem rechten kreuzen und die rechte Hand vor dem Nabel kreisen. Dann das linke Bein wieder zurücksetzen und einen kleinen Sprung machen, ehe Sie die Schritte zur anderen Seite durchführen. Insgesamt 4-mal wiederholen.

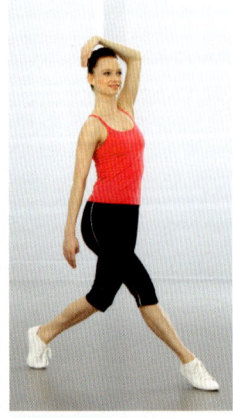

22 **Mambo 3** Mambo 2 (Schritt 17) 2-mal wiederholen. Bei der 3. Wiederholung anstelle des schnellen Wechselschritts einen kleinen Sprung machen. Mambo 3 insgesamt 2-mal wiederholen.

Schultern bleiben unten.

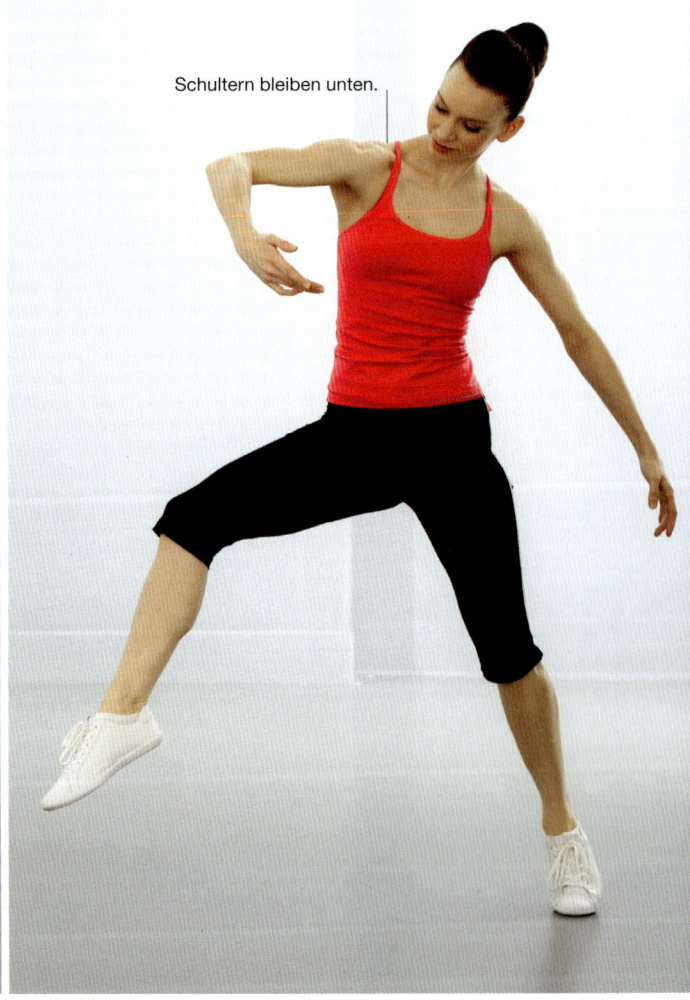

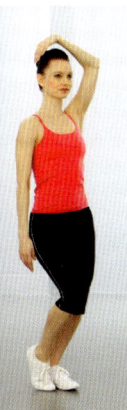

23 **Sidestep 3** Sidestep 2 (Schritt 18) 4-mal wiederholen. Bei der 5. Wiederholung die Wechselschritte hüpfen. Beim Heranziehen des linken Fußes an den rechten den rechten Arm in einem graziösen Bogen über den Kopf führen und am Körper hinabgleiten lassen. Zur anderen Seite durchführen. Insgesamt 4-mal wiederholen.

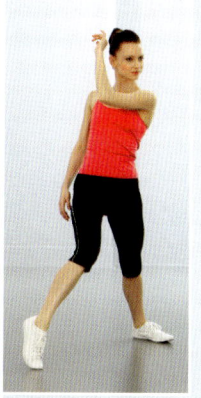

24 **Ausfallschritt 3** Ausfallschritt 2 (Schritt 19) 4-mal, dann Knie beugen und einen kleinen Sprung machen. Beim Aufkommen Ausfallschritt nach rechts, rechten Arm vor dem Oberkörper anwinkeln und mit der Hand links neben dem Kopf kreisen. Arm senken und mit beiden Füßen zur Mitte springen. 8-mal wiederholen.

Nun alle Level-3-Schritte noch einmal durchführen und dann in umgekehrter Reihenfolge wiederholen. Sie haben nun den Höhepunkt Ihrer Belastungskurve erreicht. Arbeiten Sie sich, mit Schritt 24 beginnend, zurück bis Schritt 5, und halbieren Sie dabei die Anzahl der Wiederholungen, um die Herzfrequenz allmählich wieder auf den Ruhewert zu senken.

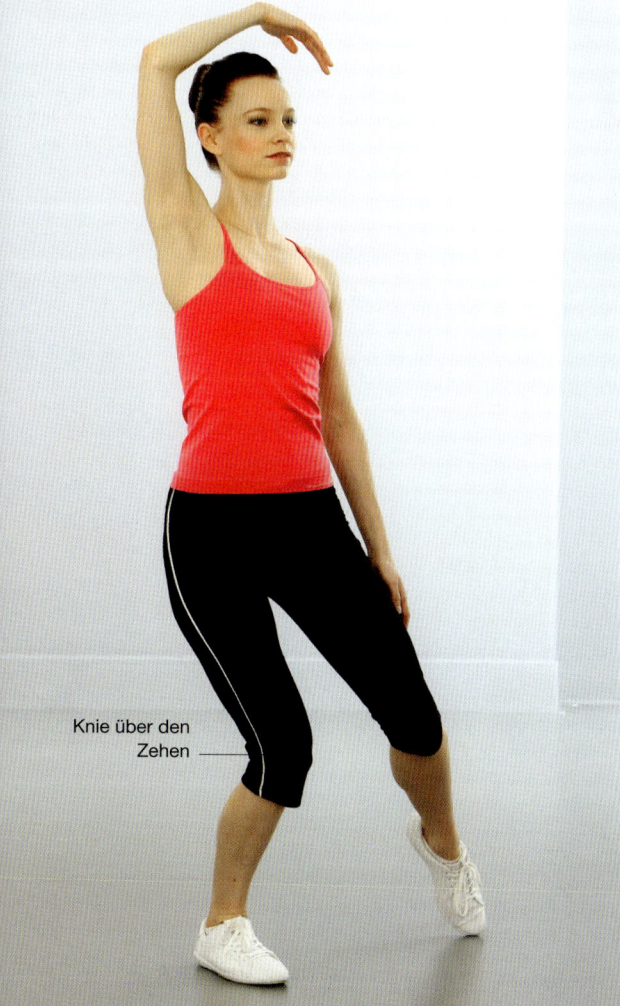

Knie über den Zehen

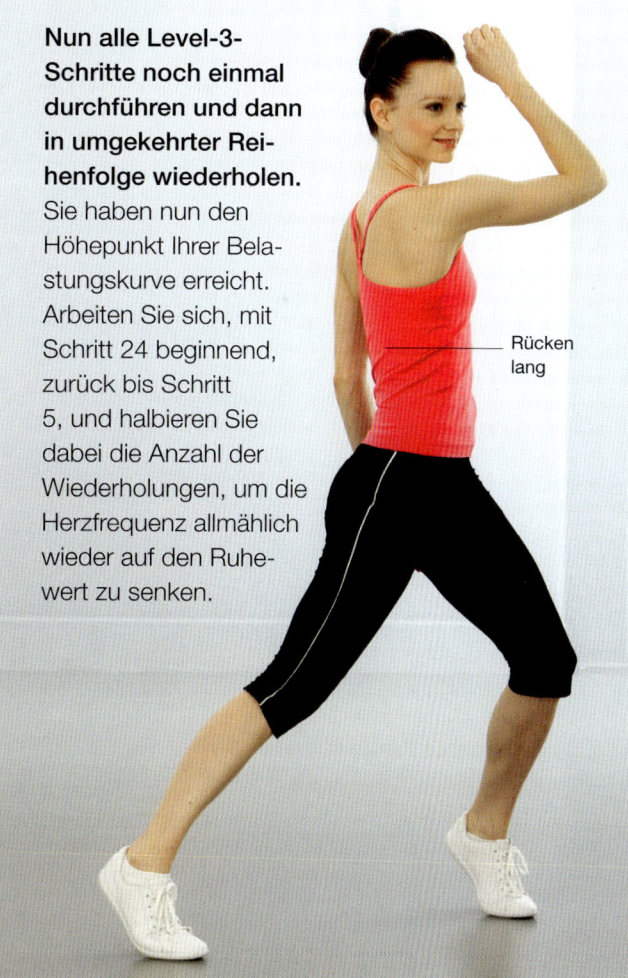

Rücken lang

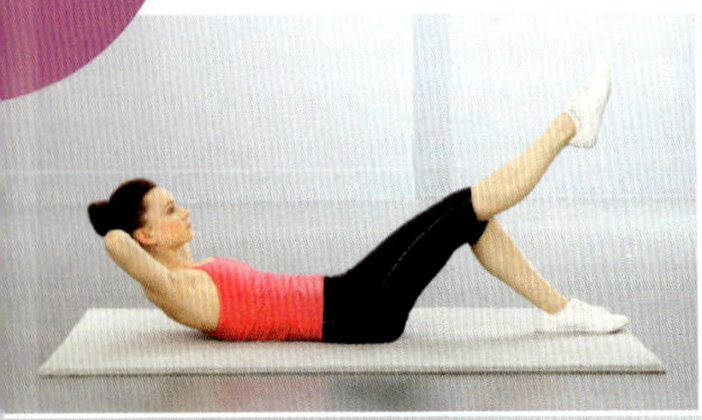

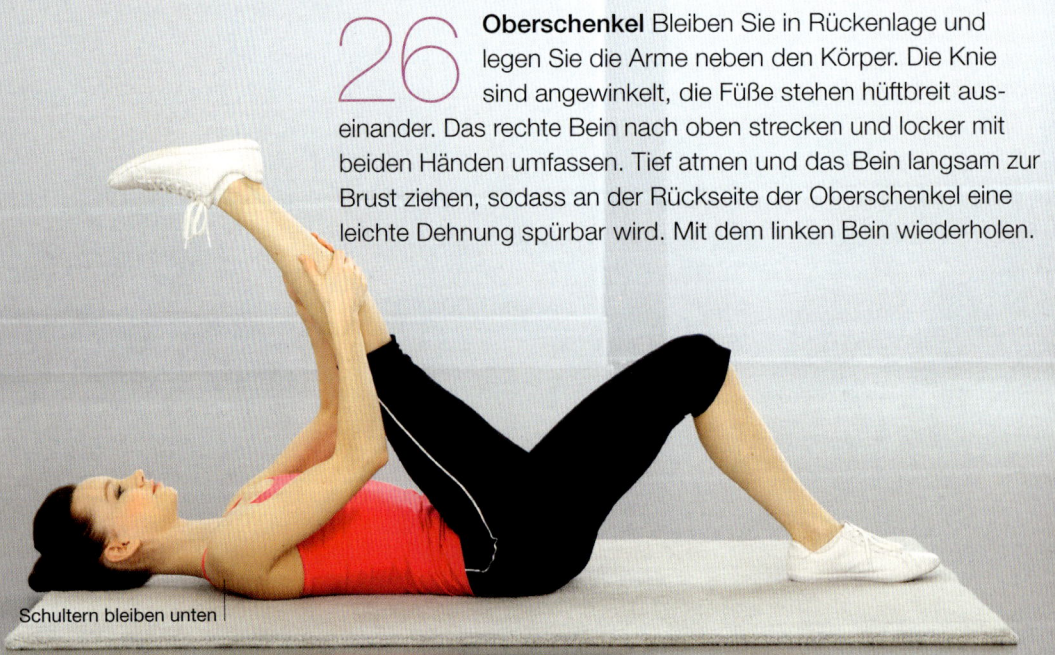

25 **Bauchmuskeln** Gehen Sie in Rückenlage und verschränken Sie Ihre Hände hinter dem Kopf. Die Beine sind angewinkelt, die Füße geschlossen. Das rechte Bein strecken und einatmen. Beim Ausatmen Kopf und Schultern aus der Kraft der Bauchmuskeln leicht vom Boden heben. 8-mal wiederholen. Beim nächsten Ausatmen das rechte Knie zur Brust ziehen, Kopf und Schultern anheben und den linken Ellbogen zum rechten Knie führen. Dann Oberkörper absenken, Bein strecken. 8-mal, dann die gesamte Sequenz zur anderen Seite durchführen.

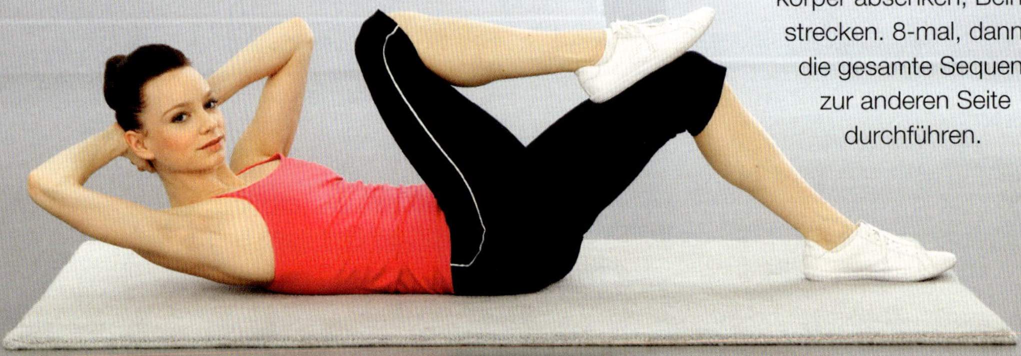

26 **Oberschenkel** Bleiben Sie in Rückenlage und legen Sie die Arme neben den Körper. Die Knie sind angewinkelt, die Füße stehen hüftbreit auseinander. Das rechte Bein nach oben strecken und locker mit beiden Händen umfassen. Tief atmen und das Bein langsam zur Brust ziehen, sodass an der Rückseite der Oberschenkel eine leichte Dehnung spürbar wird. Mit dem linken Bein wiederholen.

Schultern bleiben unten

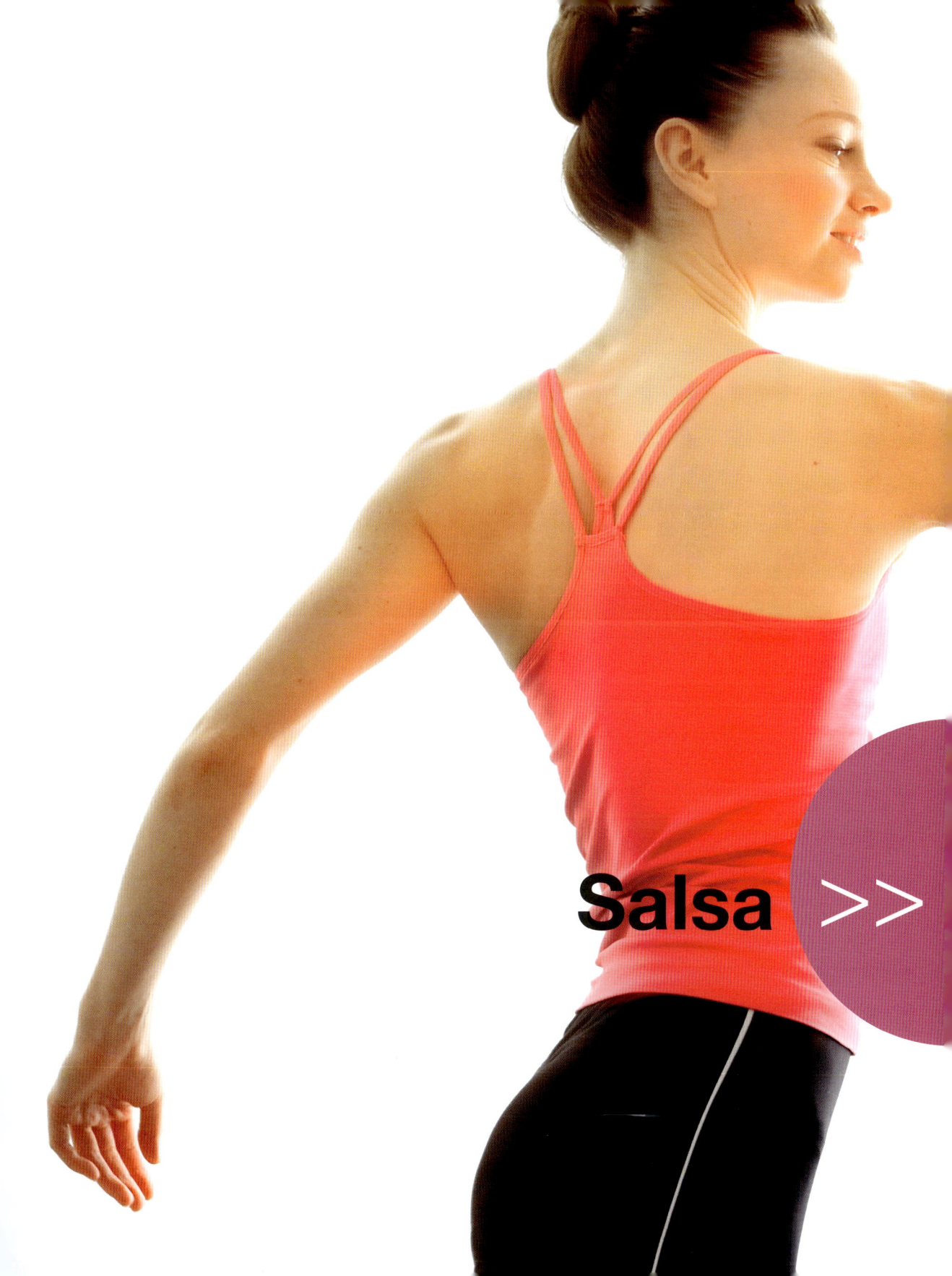

Salsa >>

Salsa auf einen Blick

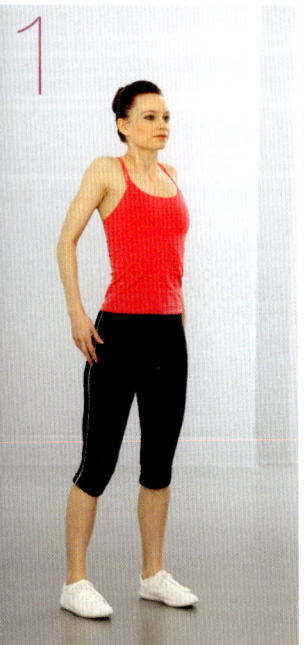

▲ **Warm-up** Schulter-
kreisen, Seite 20

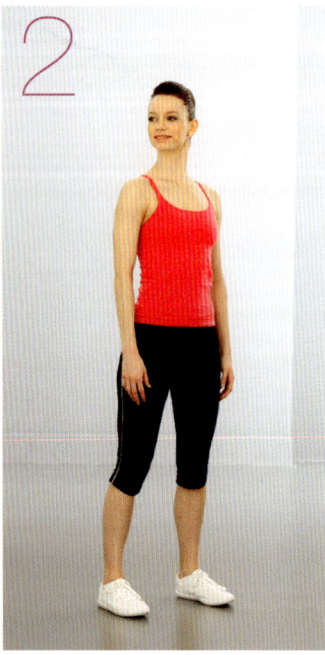

▲ **Warm-up** Kopfdrehen,
Seite 20

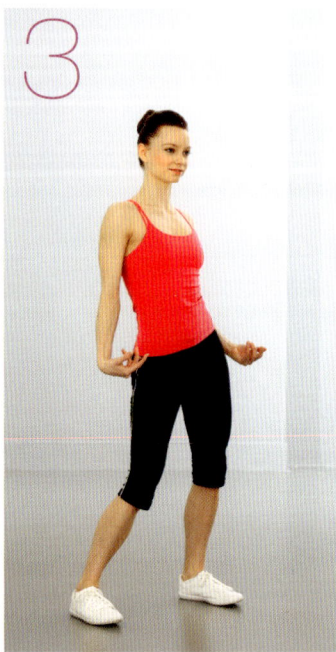

▲ **Warm-up** Becken- &
Handkreisen, Seite 21

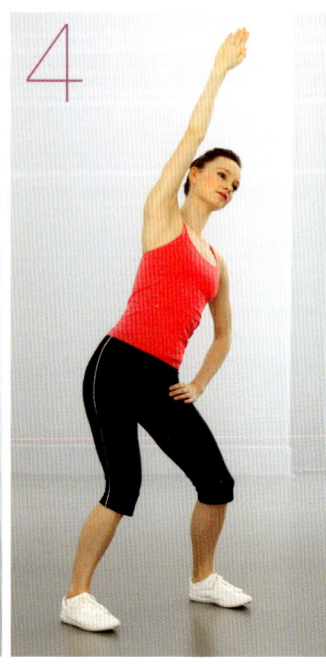

▲ **Warm-up** Dehnen,
Seite 21

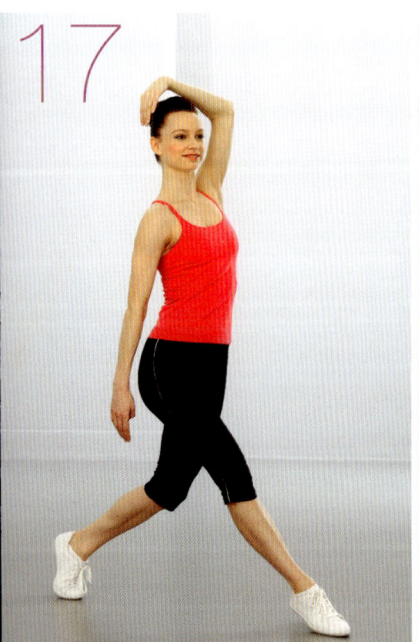

▲ **Aerobic** Mambo 2, Seite 28

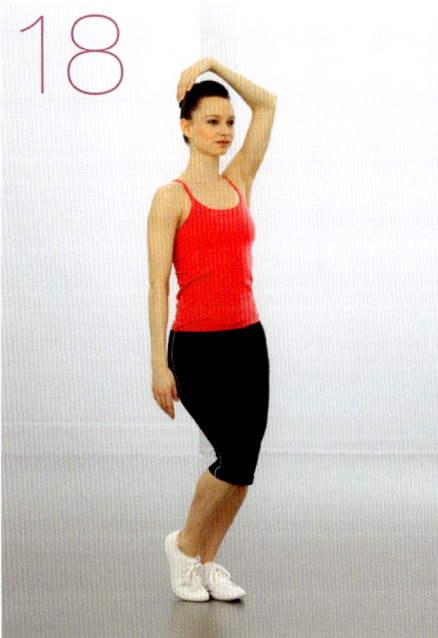

▲ **Aerobic** Sidestep 2, Seite 28

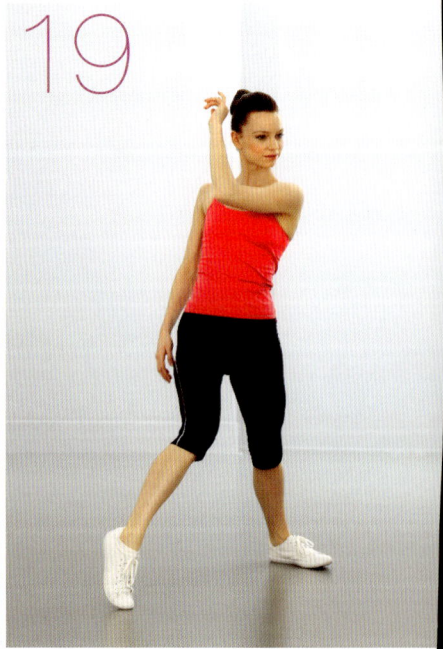

▲ **Aerobic** Ausfallschritt 2,
Seite 29

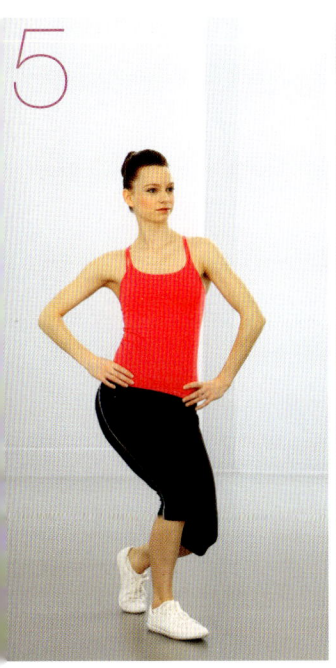

▲ **Aerobic** Salsa 1, Seite 22

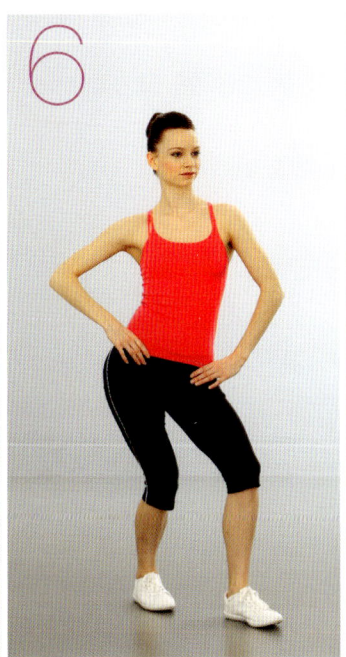

▲ **Aerobic** Salsa 1, Seite 22

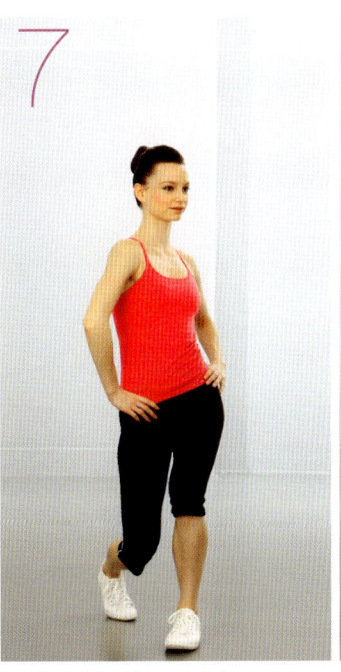

▲ **Aerobic** Kreuzschritt 1,
Seite 23

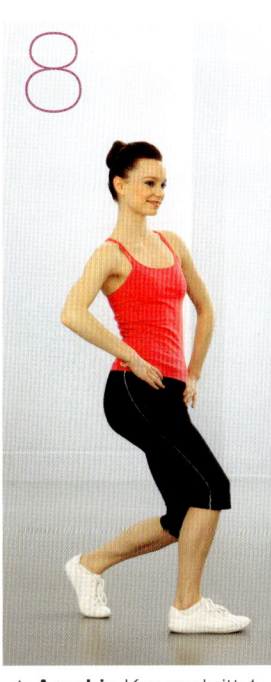

▲ **Aerobic** Kreuzschritt 1,
Seite 23

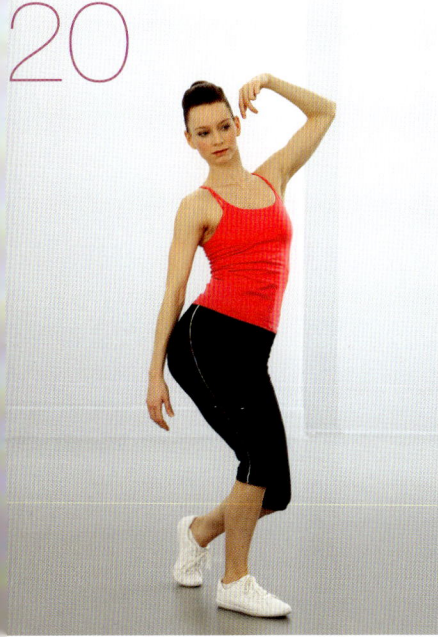

▲ **Aerobic** Salsa 3, Seite 29

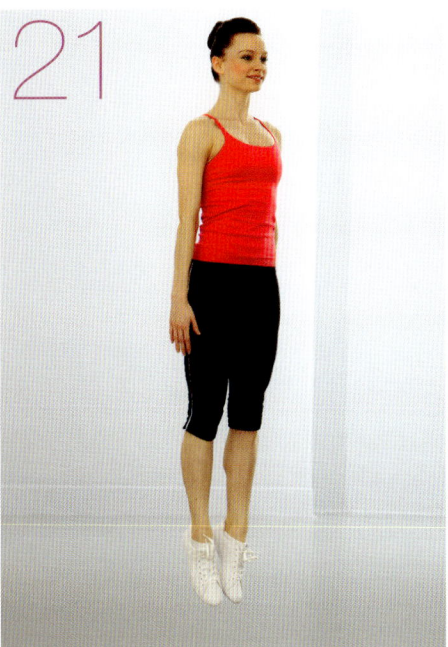

▲ **Aerobic** Kreuzschritt 3, Seite 30

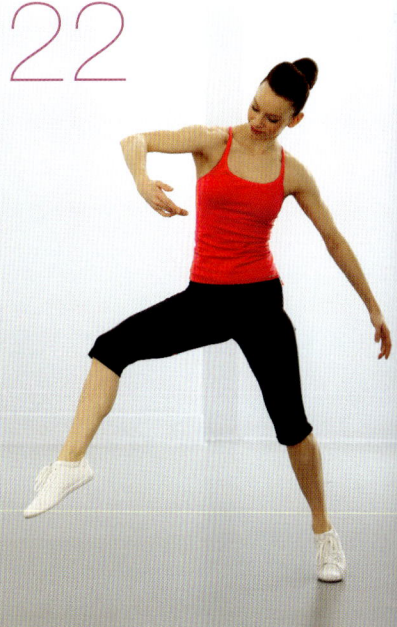

▲ **Aerobic** Mambo 3, Seite 30

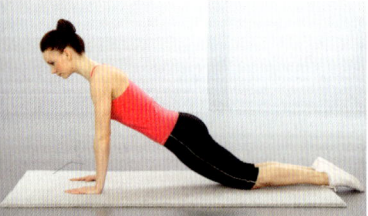

27 **Liegestütz** Rollen Sie sich über die Seite auf den Bauch und setzen Sie die Hände unterhalb der Schultern auf. Beine nach hinten strecken, sodass Schultern, Becken und Knie eine gerade Linie bilden (siehe kleine Abbildung). Einatmen und Ellbogen beugen, ausatmen und Arme strecken. Achten Sie darauf, dass Rumpf und Beine immer eine gerade Linie bilden. 8-mal wiederholen.

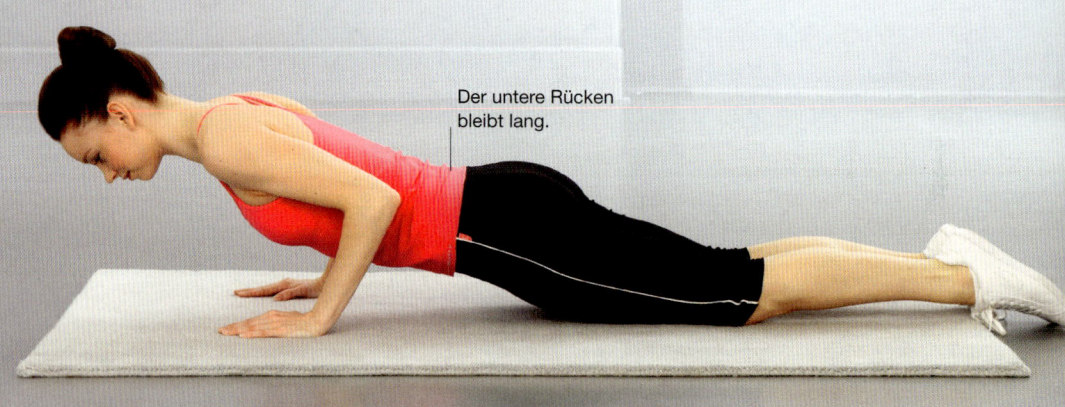

Der untere Rücken bleibt lang.

28 **Hüfte** Den rechten Fuß zwischen die Hände bringen und aufstellen. Das linke Bein bleibt hinten. Die Hüfte sanft nach vorn dehnen. Vielleicht können Sie die Hände vom Boden abheben und auf das rechte Knie legen. Der Rücken bleibt lang. In die Dehnung hineinatmen. Zur anderen Seite durchführen.

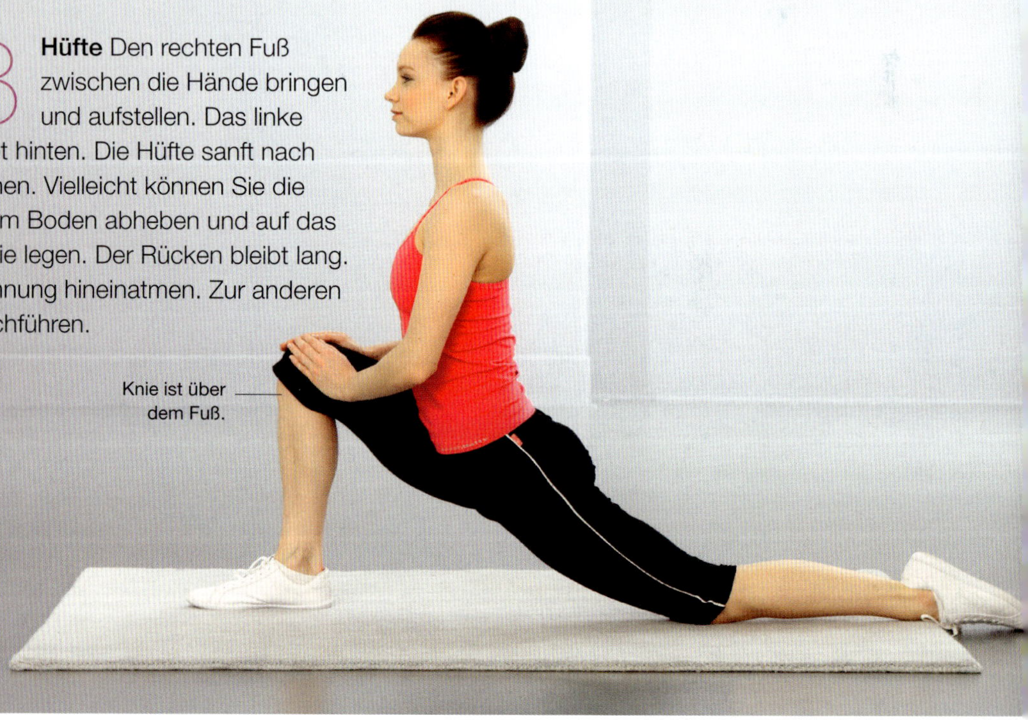

Knie ist über dem Fuß.

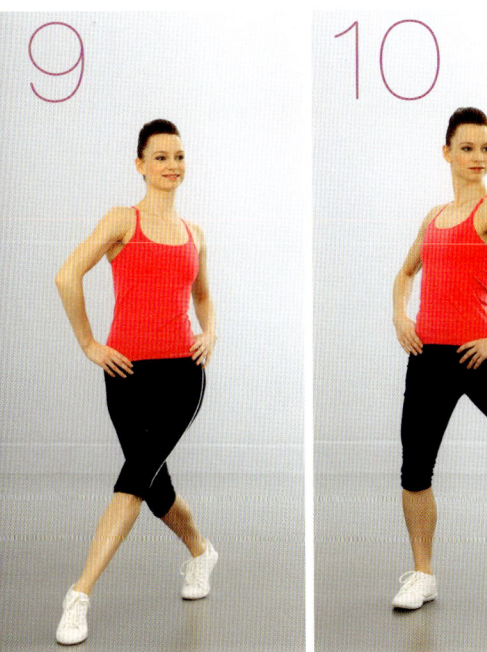

▲ **Aerobic** Mambo 1, Seite 24

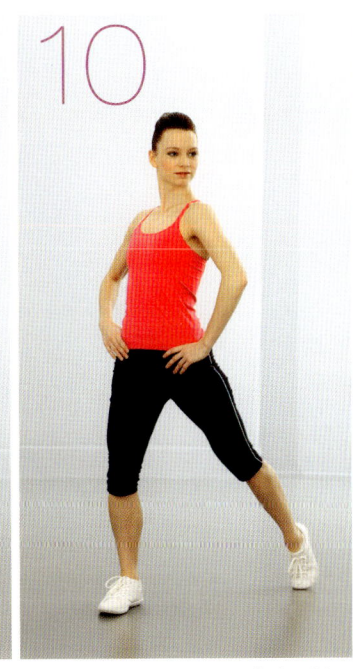

▲ **Aerobic** Mambo 1, Seite 24

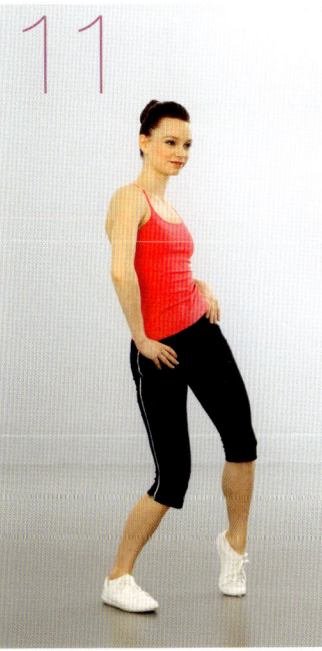

▲ **Aerobic** Sidestep 1, Seite 25

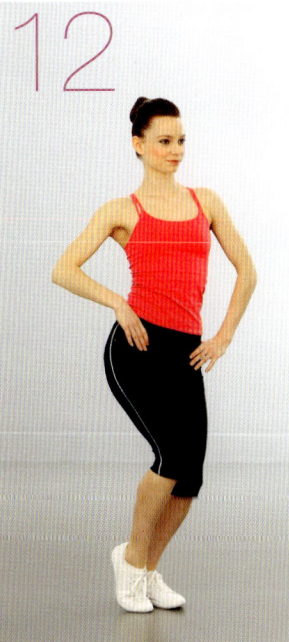

▲ **Aerobic** Sidestep 1, Seite 25

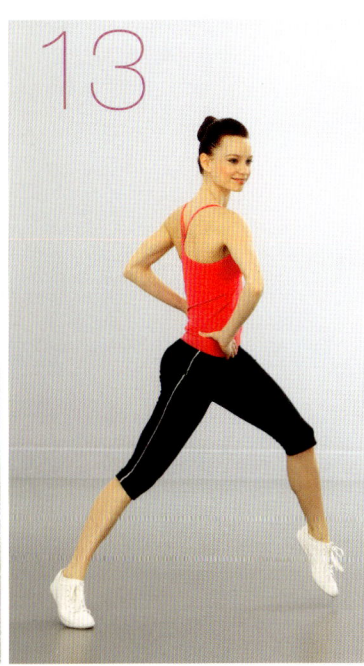

▲ **Aerobic** Ausfallschritt 1, Seite 26

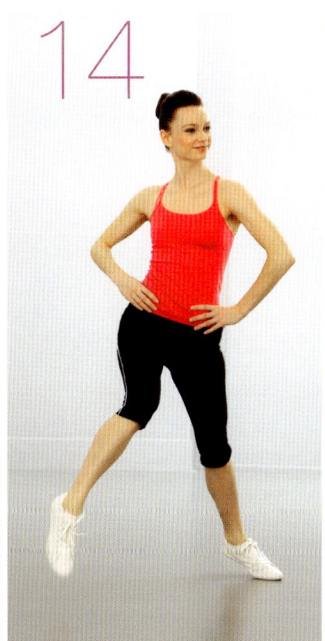

▲ **Aerobic** Ausfallschritt 1, Seite 26

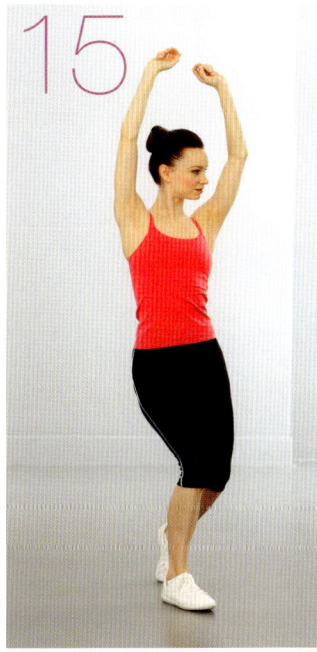

▲ **Aerobic** Salsa 2, Seite 27

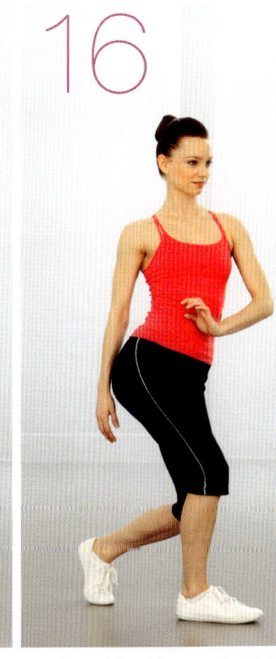

▲ **Aerobic** Kreuzschritt 2, Seite 27

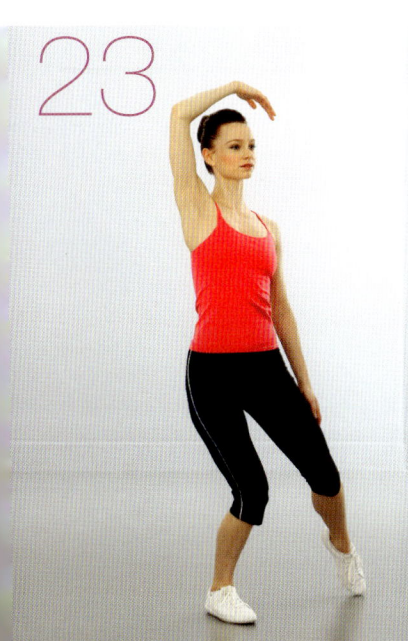

▲ **Aerobic** Sidestep 3, Seite 31

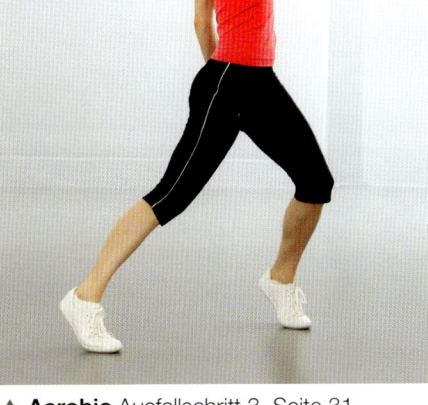

▲ **Aerobic** Ausfallschritt 3, Seite 31

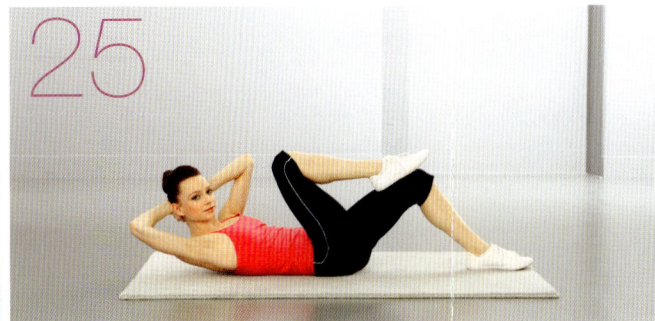

▲ **Kräftigen & Dehnen** Bauch, Seite 32

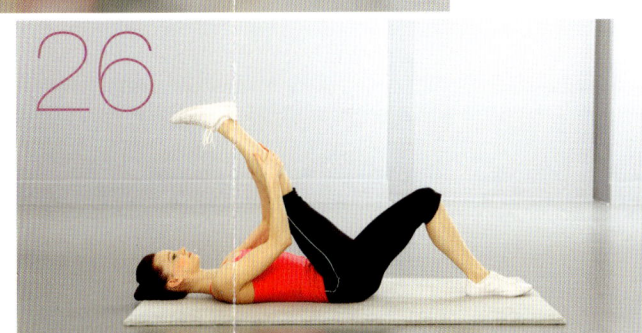

▲ **Kräftigen & Dehnen** Beine, Seite 32

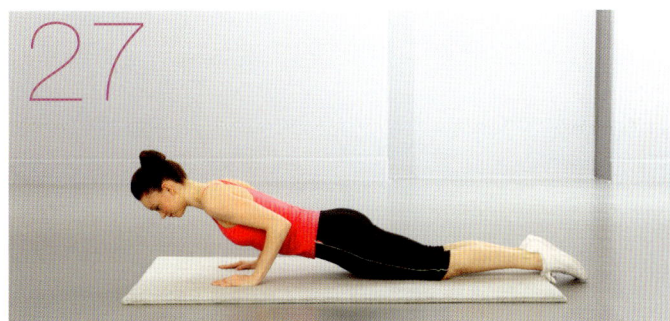

▲ **Kräftigen & Dehnen** Liegestütz, Seite 33

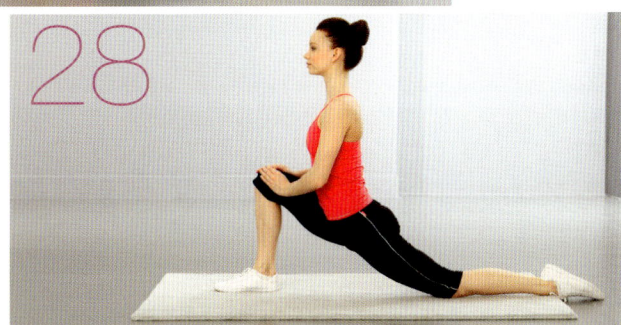

▲ **Kräftigen & Dehnen** Hüfte, Seite 33

15 Minuten **Übersicht**

>> **Fragen & Antworten**

Der Salsa-Workout ist ebenso verführerisch und vergnüglich wie der Salsatanz und dabei zugleich ein wunderbares Ausdauertraining. Hier finden Sie nicht nur zusätzliche Hinweise zur Schritttechnik, sondern auch Hintergrundinformationen, warum Sie die jeweiligen Schritte durchführen.

>> **Warum soll ich mich aufwärmen?**

Beim Aufwärmen werden die Gelenke gelockert, und es wird Energie freigesetzt. Dadurch entsteht Wärme. Muskeln und Gelenke arbeiten effizienter, wenn sie warm und geschmeidig sind. Die Verletzungsgefahr sinkt. Ihr Körper wird auf anstrengendere Übungen eingestimmt.

>> **Wie groß sollten die Schritte bei Salsa 1, 2 und 3 jeweils sein?**

Salsa ist eigentlich ein Paartanz. Ausladende Schritte würden unweigerlich dazu führen, dass Sie Ihrem Partner auf die Füße treten. Stellen Sie sich beim Üben vor, Sie wären in einem Salsa-Club, und führen Sie die Salsa-Schritte und die Sidesteps möglichst klein durch.

>> **Mit dem Arm über dem Kopf komme ich mir komisch vor.**

Wenn Sie den Arm in einem Bogen über den Kopf heben, soll nicht der Eindruck entstehen, Sie wollten eine Fliege verscheuchen. Mit der Armbewegung lenken Sie die Aufmerksamkeit imaginärer Zuschauer auf den Raum zwischen Arm und Körperkontur. Die Bewegung soll ausdrucksstark und verführerisch wirken. Dabei berühren Sie den Körper nicht wirklich. Wenn Sie sich unsicher fühlen, stellen Sie sich einmal vor einen Spiegel und ziehen die Konturen Ihres Körpers in geringem Abstand mit der Hand nach. Sehen Sie, welche Bewegung Ihr Arm vollführt? Genauso machen Sie es auch beim Mambo und beim Sidestep.

>> Es fällt mir schwer, beim Sidestep die Hüfte mitzubewegen.

Stellen Sie sich vor, hinter und vor Ihnen wäre eine Mauer und Sie könnten sich nur seitlich fortbewegen. Konzentrieren Sie sich zunächst auf die Fußarbeit: Sidestep, schließen, Sidestep, schließen. Wenn Sie einen Schritt zur rechten Seite machen, heben Sie die linke Hüfte leicht an. Wenn die Füße schließen, heben Sie die andere Hüfte. Das fühlt sich zunächst vielleicht seltsam an, doch je mehr Sie üben, desto geschmeidiger werden Ihre Bewegungen.

>> Wie führe ich die Handkreise beim Ausfallschritt aus?

Salsa ist ein sehr subtiler Tanz. Entspannen Sie die Hände, so gut es geht. Stellen Sie sich vor, Ihr Handgelenk zeichne einwärts einen kleinen Kreis. Sobald Sie die Bewegung verinnerlicht haben, können Sie sie nach Belieben einsetzen. Die Hände bleiben dabei nah am Körper.

>> Wie unterscheidet sich der Aerobic-Teil von der Kräftigungs- und Dehnsequenz?

Das Ausdauertraining kräftigt Herz und Lungen. Die Kraftübungen stärken die Muskeln, die Dehnübungen strecken sie. Um rundum fit zu werden, müssen alle drei Aspekte gleich stark gewichtet werden. Wer einseitig trainiert, bekommt Probleme. So sind die Muskeln bei Menschen, die nur auf Krafttraining setzen, aber niemals Dehnübungen durchführen, oft verkürzt, und ihr Bewegungsspielraum ist eingeschränkt.

>> Wie verlagere ich das Gewicht beim Mambo auf die Ballen?

Beim Gehen verschwenden wir keinen Gedanken an die Frage, wie wir eigentlich das Gewicht von einem Fuß auf den anderen verlagern. Auch der Mambo ist einfacher, als er zunächst erscheinen mag. Legen Sie gerade so viel Gewicht auf den Ballen, dass Sie das Standbein vom Boden lösen können; verlagern Sie also nicht Ihr ganzes Gewicht auf den Ballen.

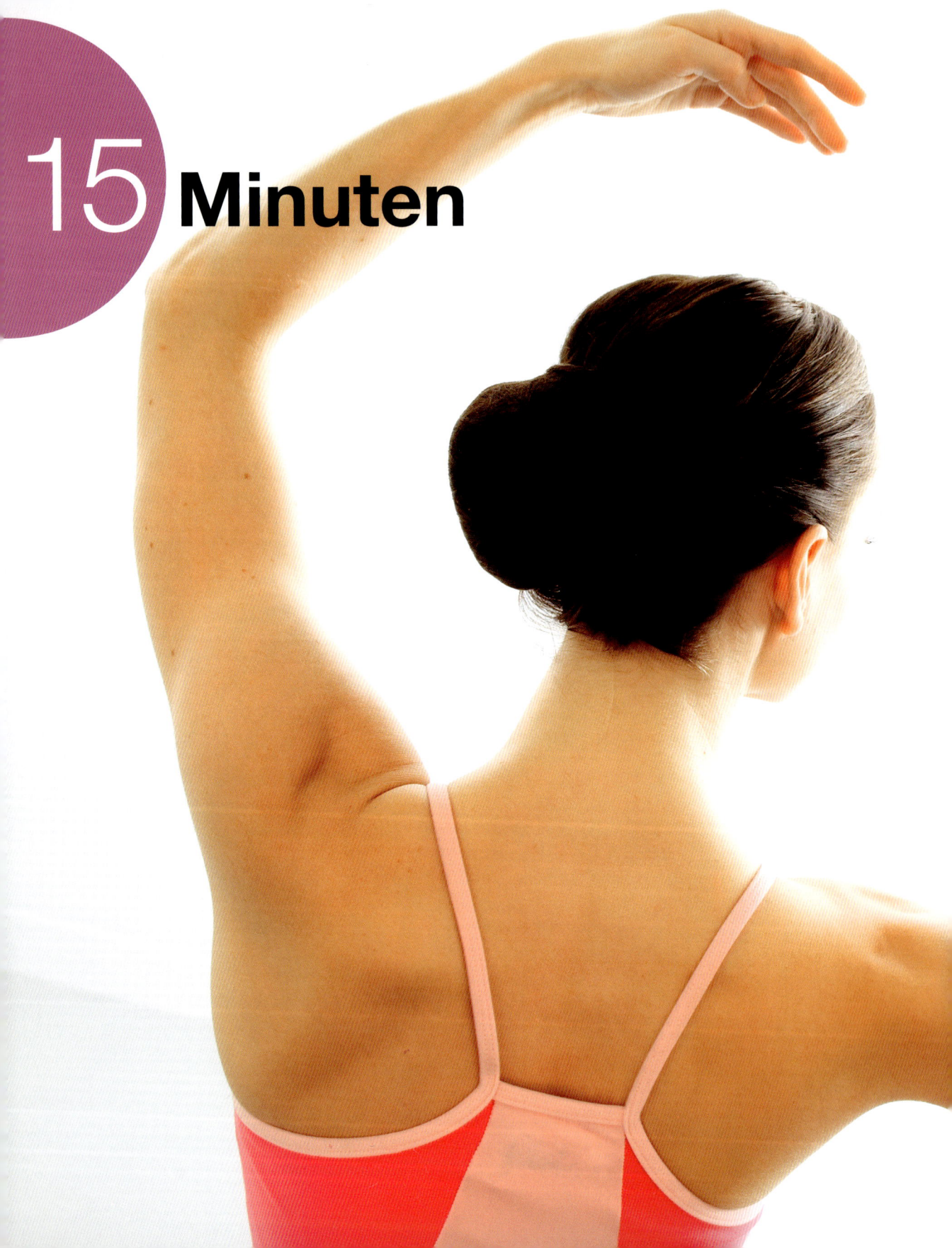

15 Minuten

Anmutige Posen.
Eleganz.
Die Schönheit
des Balletts.

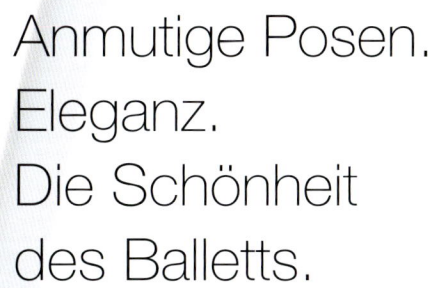

Ballett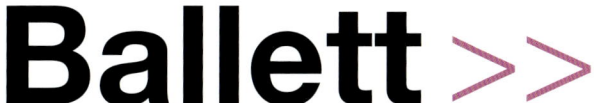

>> **Warm-up** Füße dehnen/Port de bras

1 **Füße dehnen** Stehen Sie aufrecht, die Beine geschlossen.
Die Fersen berühren einander,
die Zehen zeigen nach außen. Die
Arme entspannt in einem leichten
Bogen vor den Körper halten (1.
Position). Die Fingerspitzen zeigen
zueinander. Fersen abwechselnd
vom Boden lösen. Wenn die linke
Ferse sich senkt, hebt sich die
rechte. Diese Übung dehnt Fußgelenke und Zehen. Insgesamt
4-mal zu beiden Seiten wiederholen.

2 **Port de bras** Bei der 5. Wiederholung die Arme frontal anheben,
dann bis über den Kopf heben und
seitlich senken. Anschließend umgekehrt
Arme seitlich heben und über den Kopf
nach vorn absenken.

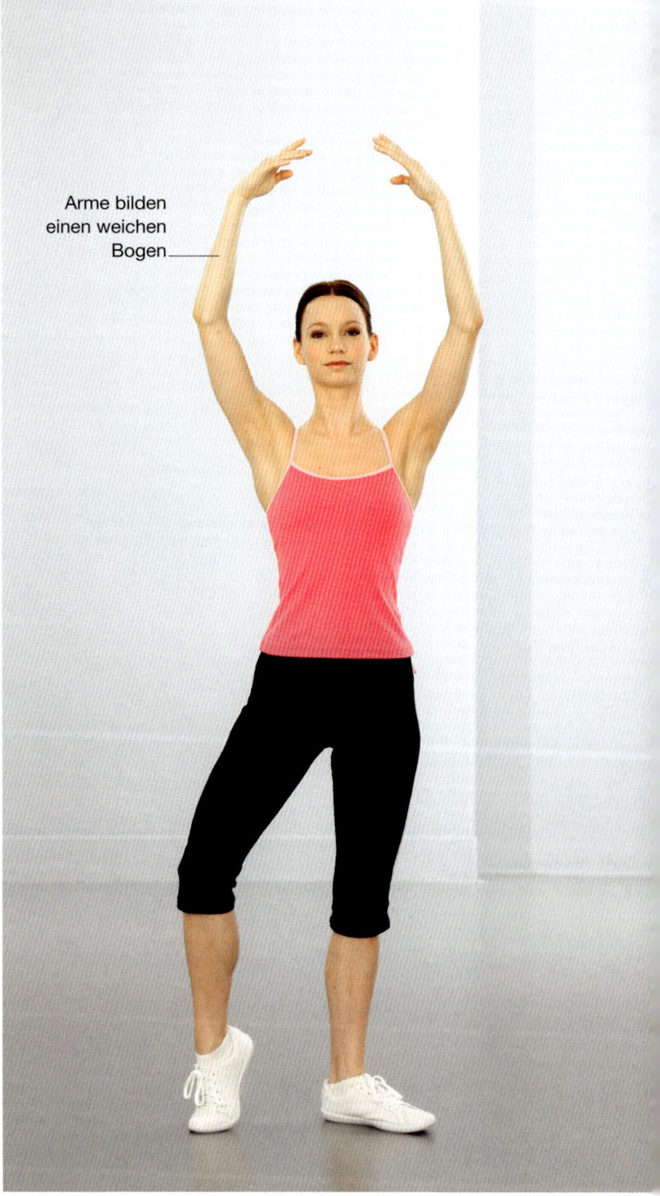

Arme bilden
einen weichen
Bogen _____

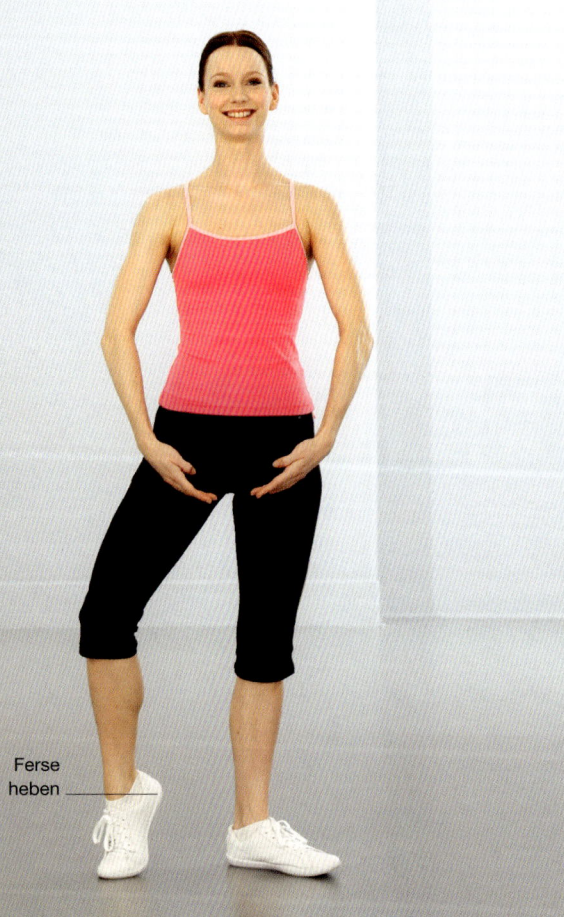

Ferse
heben _____

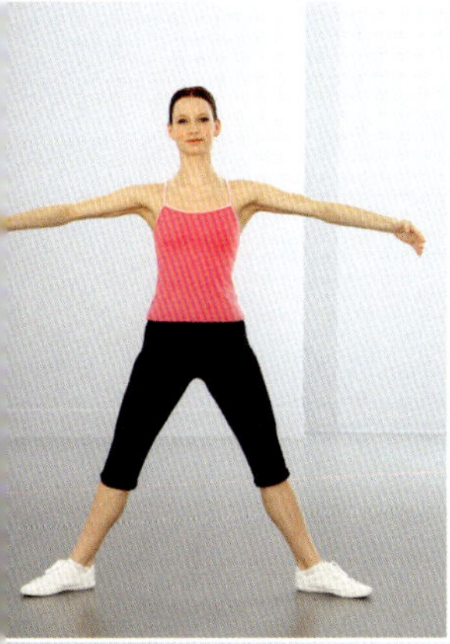

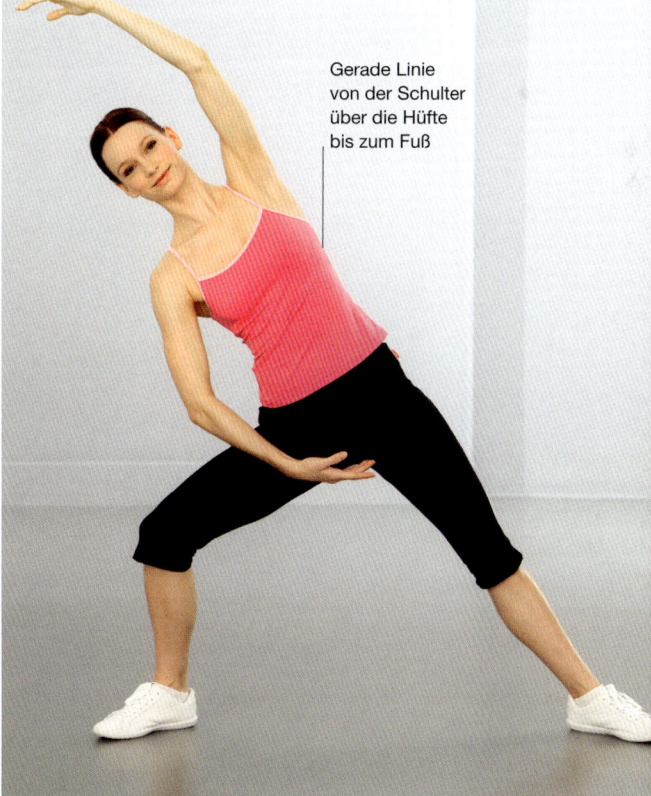

3 **2. Position Plié** Die Füße stehen etwas mehr als schulterbreit, die Zehen leicht nach außen. Arme langsam auf Schulterhöhe heben. Handflächen nach vorn, Finger sind gestreckt (siehe kleine Abbildung). Knie beugen, Arme nach unten schwingen lassen und Handgelenke vor dem Körper kreuzen. Beine strecken und Arme wieder auf Schulterhöhe nach außen schwingen. Insgesamt 4-mal wiederholen.

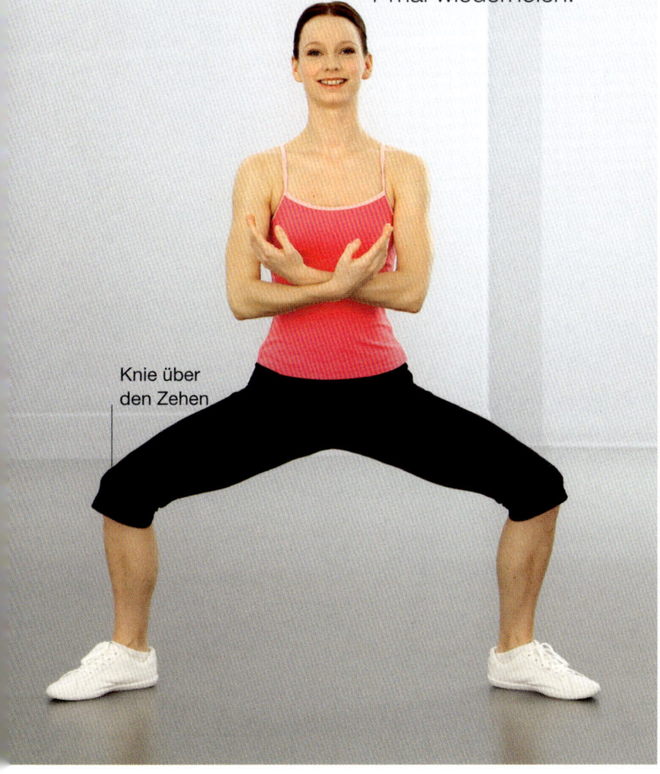

4 **Dehnen** Das rechte Knie beugen. Das linke Bein bleibt gestreckt, das Becken ist gerade. Den linken Arm über den Kopf in die Höhe strecken und die linke Körperseite dehnen. Rechtes Bein strecken und linken Arm senken. Schritte 3 und 4 zur anderen Seite durchführen.

Gerade Linie von der Schulter über die Hüfte bis zum Fuß

Knie über den Zehen

>> **Aerobic** Ferse heben 1

5 **Ferse heben 1** Die Füße stehen hüftbreit auseinander, die Knie sind locker. Hände auf die Hüften legen und Gewicht auf das rechte Bein verlagern. Das linke Knie nach hinten anwinkeln, mit der Ferse Richtung Po. Bauchnabel zur Wirbelsäule ziehen, um den Rücken zu stabilisieren. Den linken Fuß wieder absetzen.

6 Das rechte Bein nach hinten anwinkeln. Schritte 5 und 6 noch 8-mal wiederholen. Dies wärmt den Körper auf und macht die Gelenke geschmeidig.

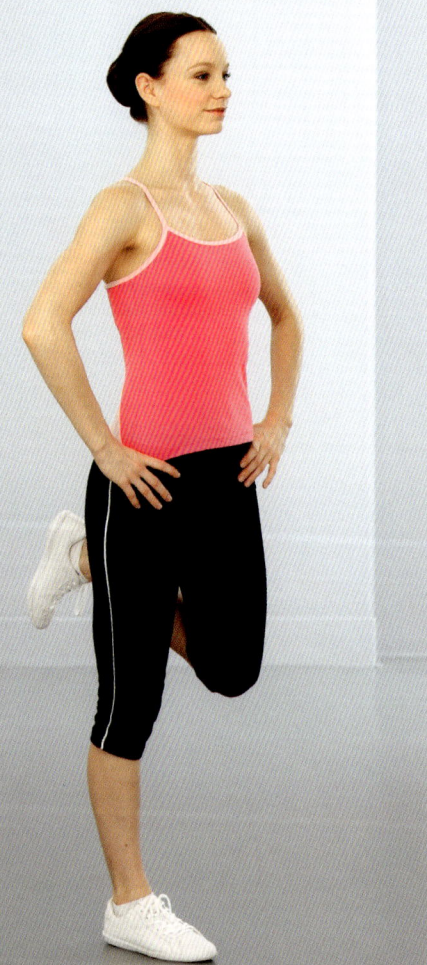

Bauch einziehen, Rücken lang

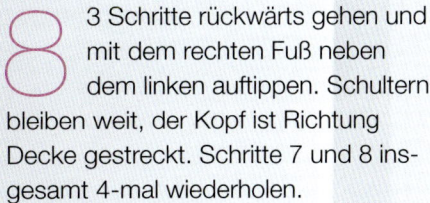

7 **Gehen 1** Arme entspannt neben dem Körper halten und, mit rechts beginnend, 3 Schritte vorwärts gehen. Dann mit dem linken Fuß neben dem rechten auftippen.

8 3 Schritte rückwärts gehen und mit dem rechten Fuß neben dem linken auftippen. Schultern bleiben weit, der Kopf ist Richtung Decke gestreckt. Schritte 7 und 8 insgesamt 4-mal wiederholen.

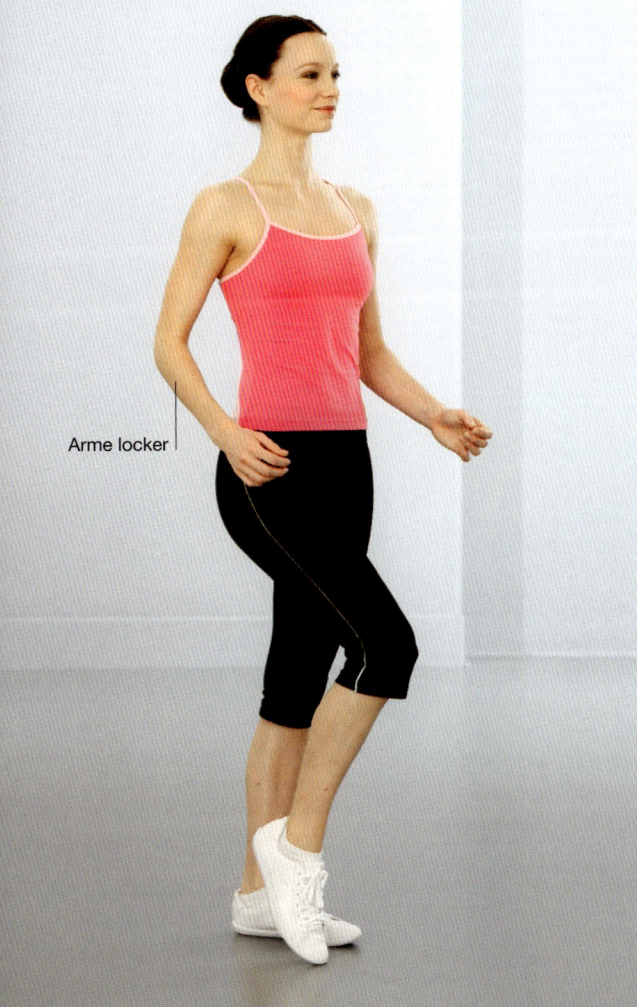

Arme locker

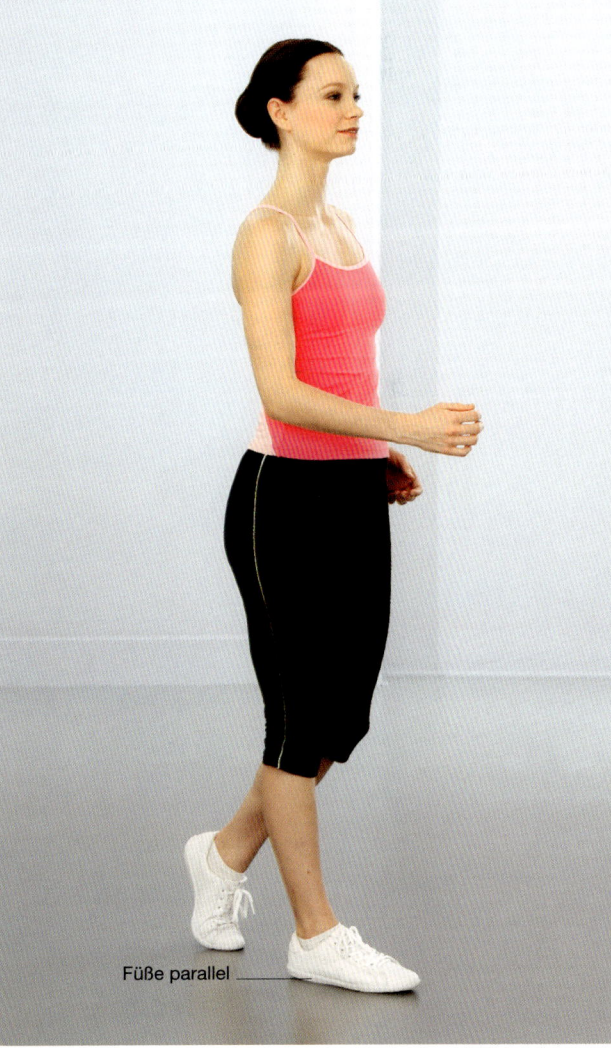

Füße parallel

9 **Attitude 1** Die Füße stehen hüftbreit auseinander, die Knie sind locker. Hände auf die Hüften legen und Gewicht auf den rechten Fuß verlagern. Das linke Knie auf Hüfthöhe anheben. Bauch einziehen. Schultern und Becken bleiben gerade.

10 Den linken Fuß wieder abstellen und das rechte Knie auf Hüfthöhe anheben. Schritte 9 und 10 insgesamt 8-mal durchführen.

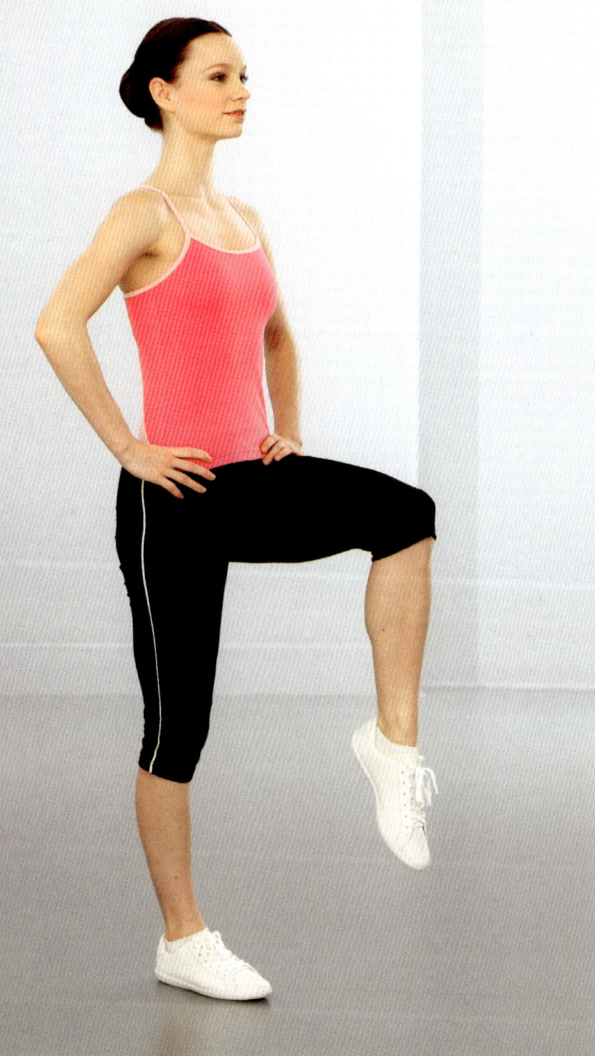

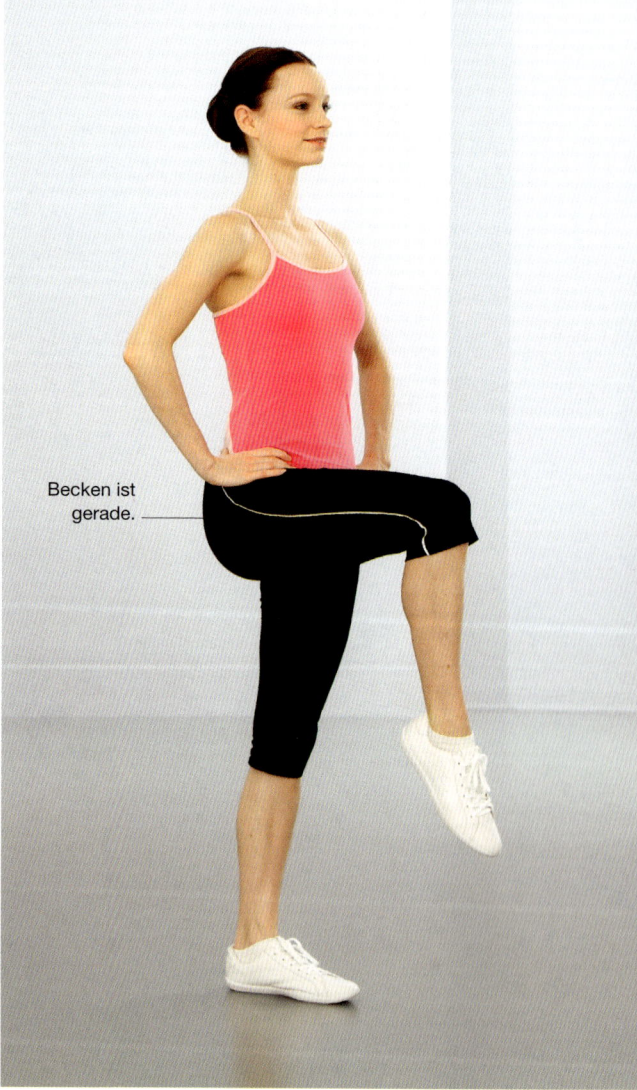

Becken ist gerade.

11 **Passé 1** Füße schulterbreit auseinander, Beine aus den Hüftgelenken heraus leicht nach außen drehen. Oberschenkel, Knie und Füße bilden eine Linie. Arme in einem leichten Bogen entspannt vor dem Körper halten. Die Fingerspitzen zeigen zueinander (1. Position). Gewicht auf das rechte Bein verlagern und das linke Bein seitlich anwinkeln, sodass die Zehen des linken Fußes das rechte Knie berühren.

12 Den linken Fuß wieder absetzen und die Sequenz mit der rechten Seite durchführen. Schritte 11 und 12 insgesamt 8-mal wiederholen.

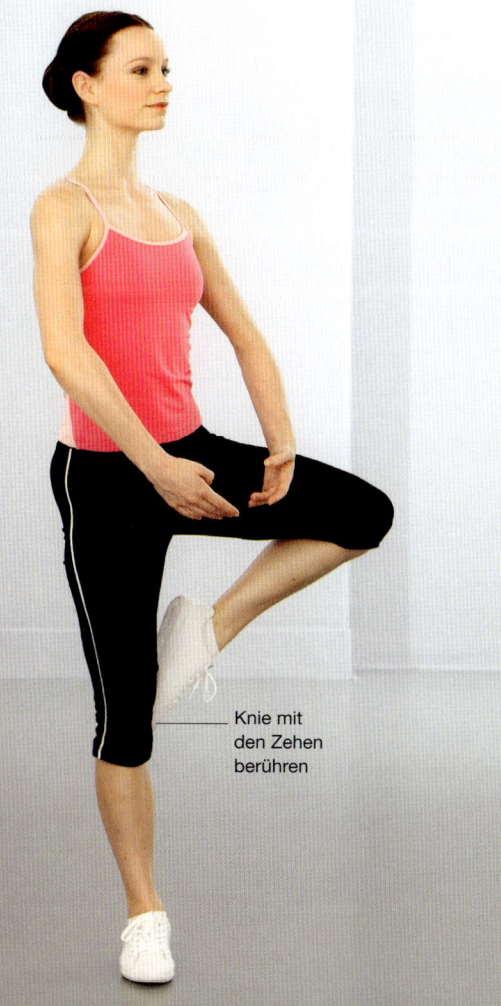

Knie mit den Zehen berühren

Knie über den Zehen

>> **Aerobic** Step Touch 1

13 **Step Touch 1** Beine aus den Hüftgelenken leicht nach außen drehen. Arme und Hände in einem leichten Bogen entspannt vor dem Körper halten. Gewicht auf das rechte Bein verlagern, linkes Bein und linken Fuß zur Seite strecken und mit den Zehen leicht auf den Boden tippen.

14 Gewicht nach links verlagern und Knie beugen, dann das rechte Bein zur Seite strecken und mit den Zehen auf den Boden tippen. Achten Sie auf die korrekte Haltung von Knien und Füßen. Schritte 13 und 14 insgesamt 4-mal wiederholen.

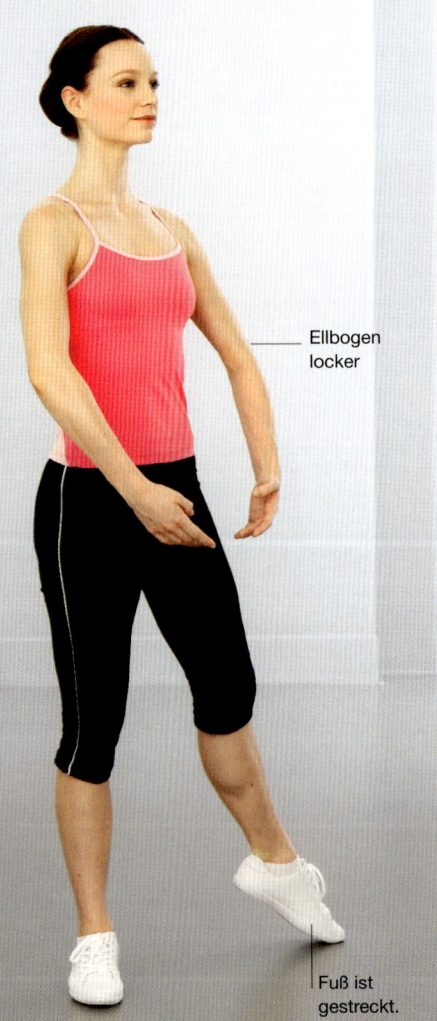

Ellbogen locker

Fuß ist gestreckt.

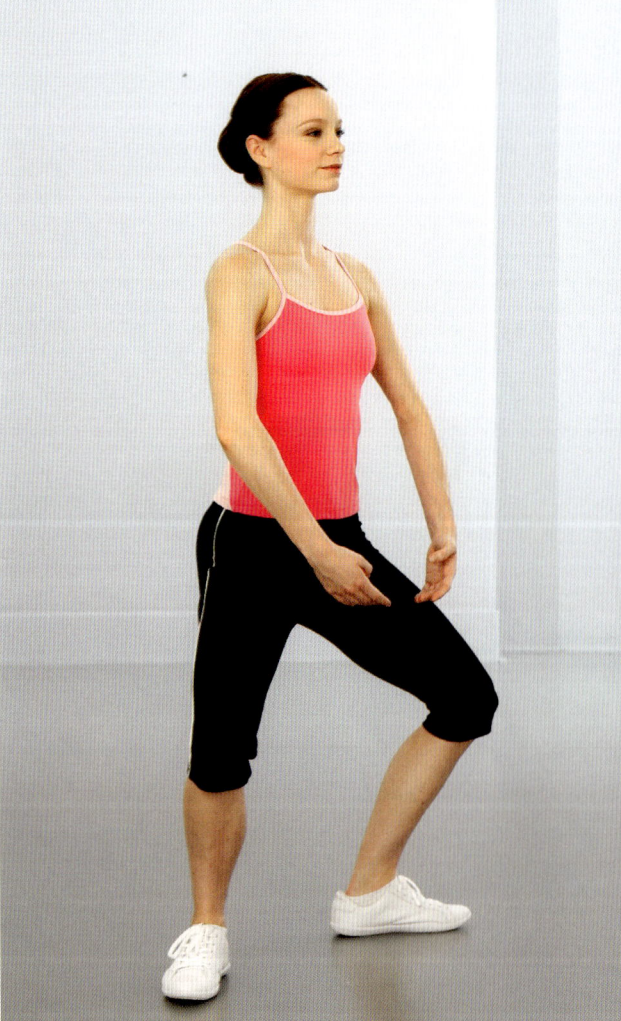

>> **Aerobic** Ferse heben 2/Gehen 2

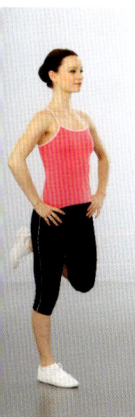

15 **Ferse heben 2** Ferse heben 1 (Schritte 5 und 6) 8-mal wiederholen. Knie beugen, Gewicht auf das rechte Bein verlagern und beide Arme auf Hüfthöhe schwingen. Linkes Bein nach hinten anwinkeln. Dabei den linken Arm vor den Körper und den rechten Arm zur rechten Seite schwingen. Dann zur anderen Seite (siehe Abbildung). Insgesamt 8-mal wiederholen.

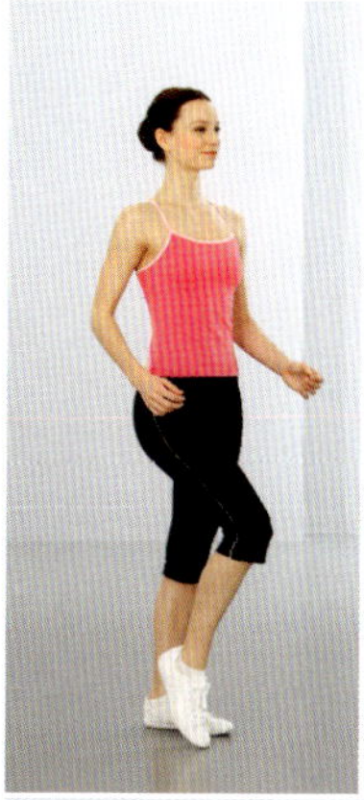

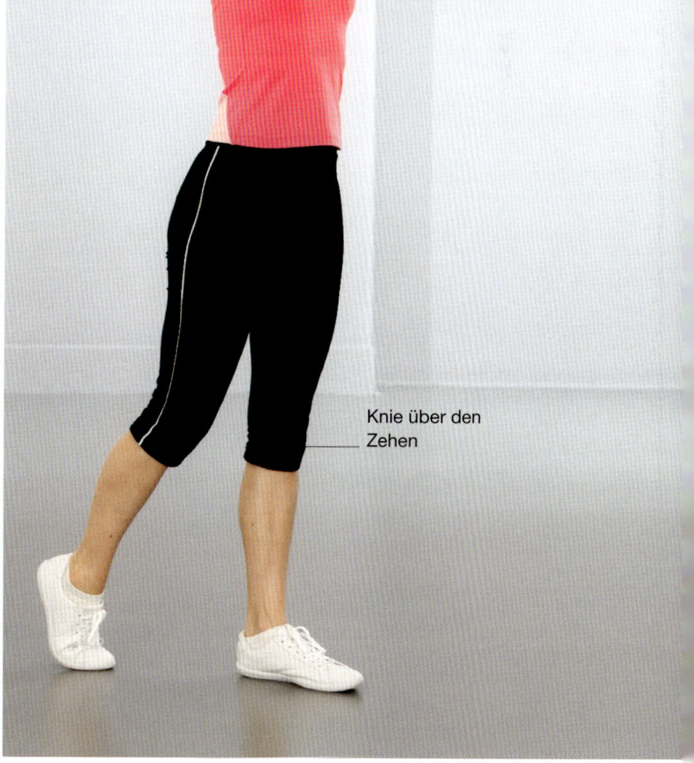

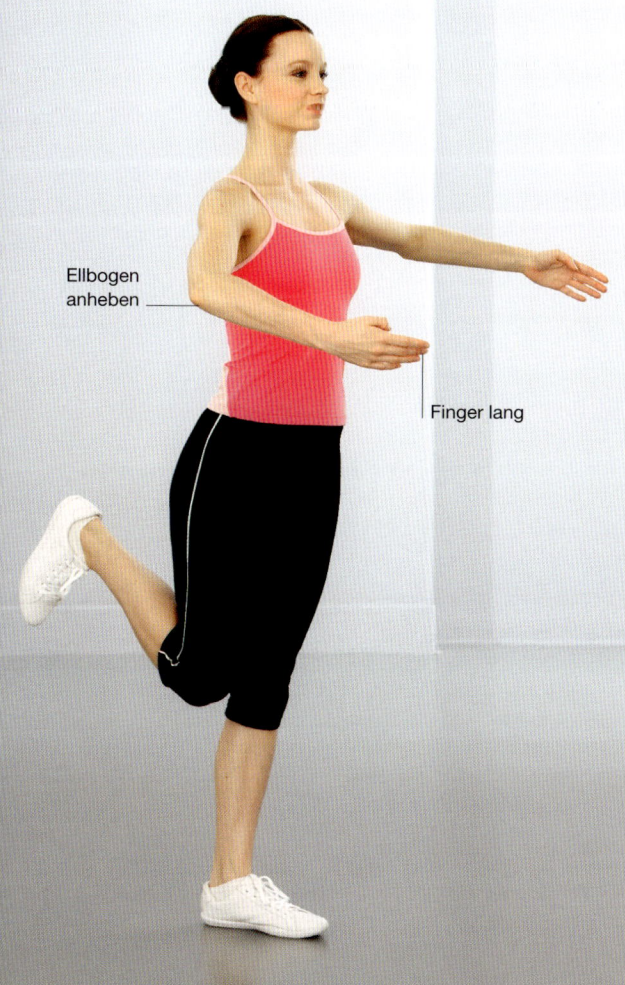

Ellbogen anheben
Finger lang

16 **Gehen 2** Gehen 1 (Schritte 7 und 8) 4-mal wiederholen. Bei der 5. Wiederholung die Arme beim Vorwärtsschreiten in einem weichen Bogen vor dem Körper und über die Seiten kreisen. Wenn der linke Fuß neben dem rechten auftippt, kreuzen die Handgelenke über dem Kopf. Beim Rückwärtsschreiten Arme umgekehrt kreisen und zu den Seiten beginnen. 4-mal wiederholen.

Arme lang
Knie über den Zehen

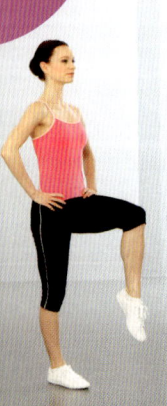

17
Attitude 2 Attitude 1 (Schritte 9 und 10) 8-mal wiederholen, dann Gewicht auf das rechte Bein verlagern und beide Arme nach oben strecken. Finger sind locker. Das linke Knie auf Hüfthöhe anheben, den rechten Ellbogen dem linken Knie nähern und den linken Arm graziös zur linken Seite schwenken. Nun zur anderen Seite durchführen (siehe Abbildung). Insgesamt 8-mal.

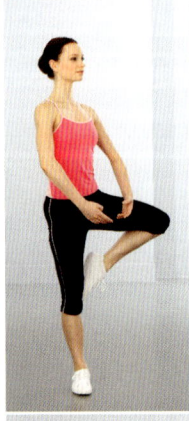

18
Passé 2 Passé 1 (Schritte 11 und 12) 8-mal wiederholen. Rechtes Knie leicht anbeugen und Gewicht auf das rechte Bein verlagern. Den linken Fuß zum rechten Knie heben und das rechte Bein strecken. Dabei den rechten Arm nach rechts und den linken Arm nach vorn schwingen. Insgesamt 8-mal wiederholen.

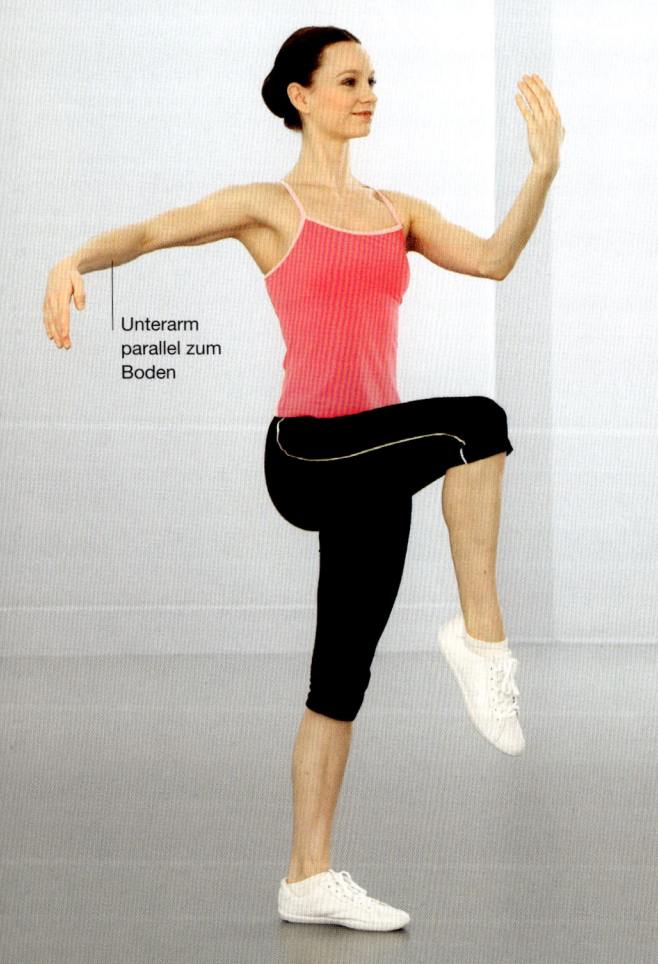

Unterarm parallel zum Boden

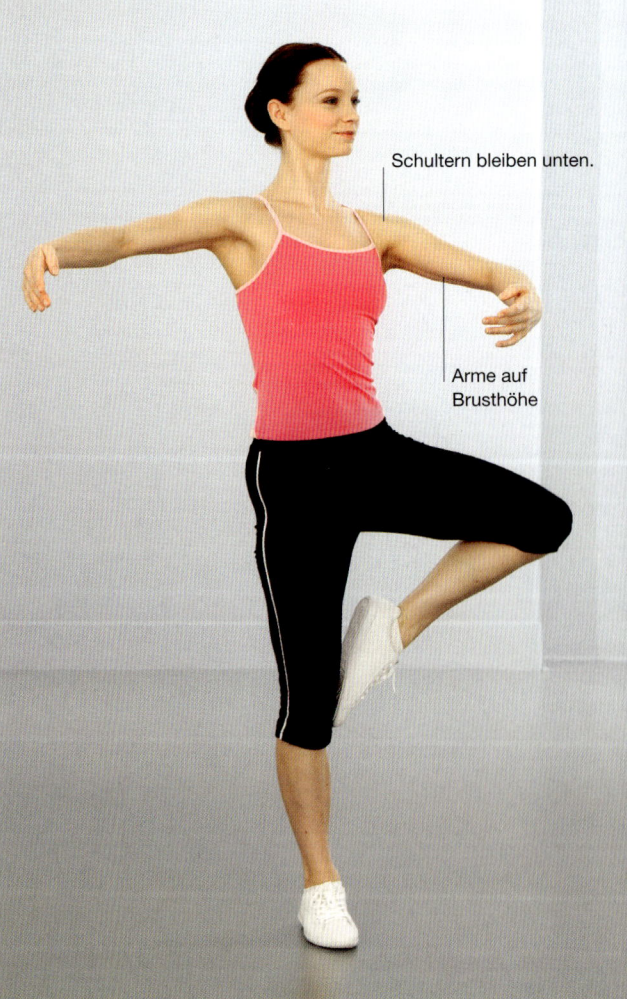

Schultern bleiben unten.

Arme auf Brusthöhe

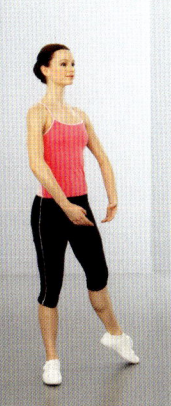

19 **Step Touch 2** Step Touch 1 (Schritt 13 und 14) 8-mal wiederholen. Gewicht auf das rechte Bein verlagern und den Oberkörper nach rechts drehen. Das linke Bein zur Seite strecken und mit den Zehen auftippen. Dabei die Arme graziös nach rechts schwingen. Dann zur anderen Seite durchführen (siehe Abbildung). Insgesamt 8-mal.

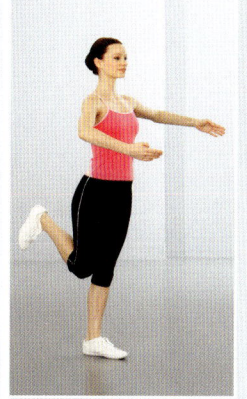

20 **Ferse heben 3** Ferse heben 2 (Schritt 15) 8-mal wiederholen, Knie beugen und Arme bis auf Hüfthöhe heben. Linkes Bein nach hinten anwinkeln. Dabei den linken Arm vor den Körper und den rechten Arm zur rechten Seite schwingen.

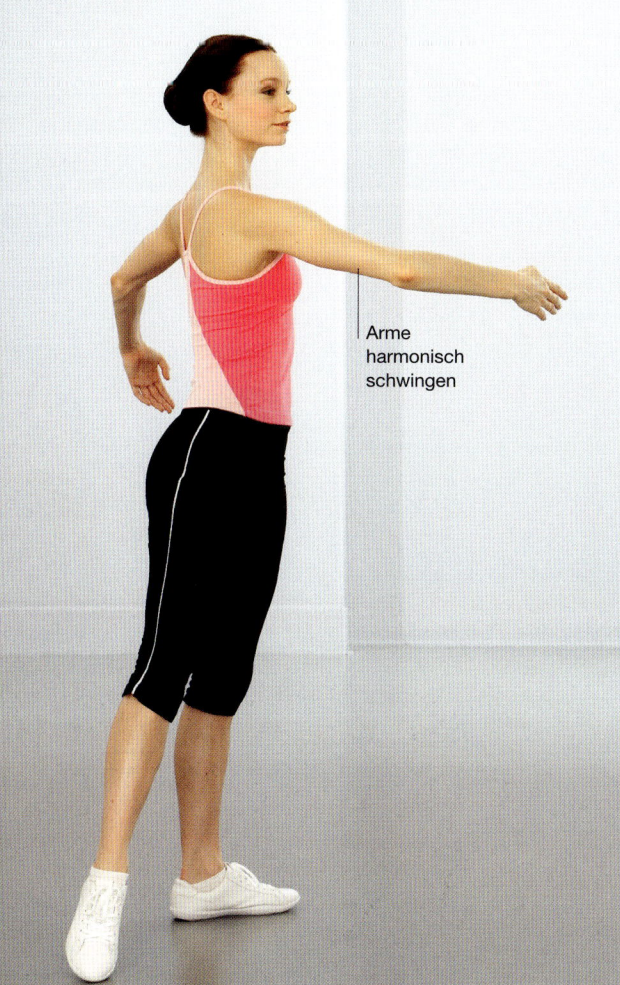

Arme harmonisch schwingen

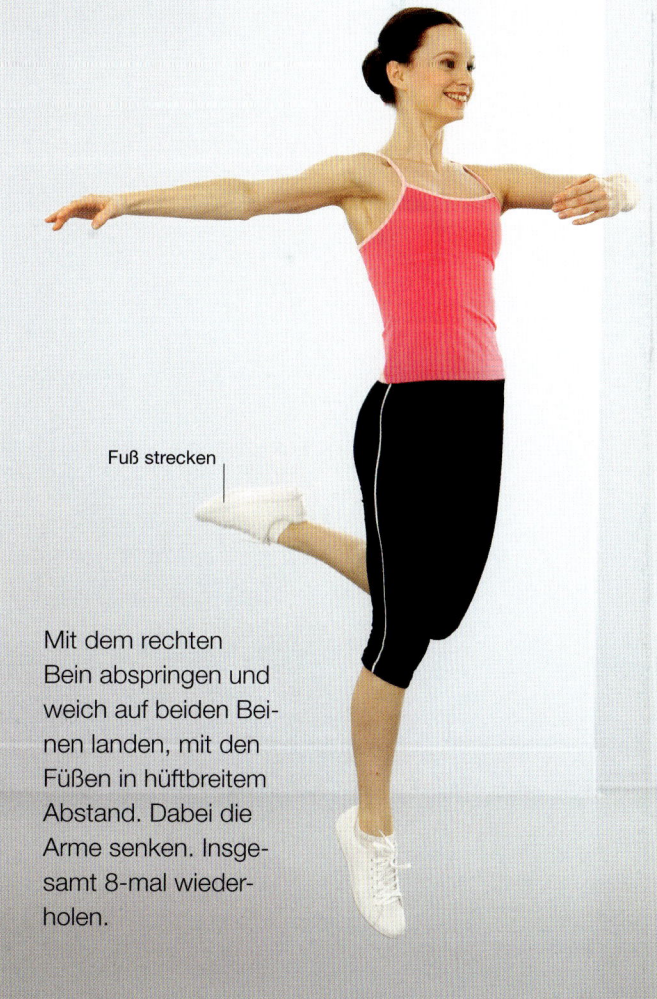

Fuß strecken

Mit dem rechten Bein abspringen und weich auf beiden Beinen landen, mit den Füßen in hüftbreitem Abstand. Dabei die Arme senken. Insgesamt 8-mal wiederholen.

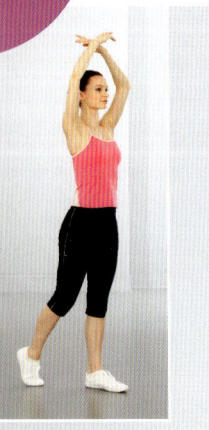

21 **Gehen 3** Gehen 2 (Schritt 16) 4-mal wiederholen, dann 3 Schritte vorwärts: rechts, links, rechts. Gewicht auf den linken Fuß, Sidestep mit rechts. Arme seitlich ausstrecken und das linke Bein im Ausfallschritt hinter dem rechten kreuzen. Den linken Arm im Bogen über den Kopf strecken, den rechten gegengleich senken. Den Ausfallschritt zur anderen Seite wiederholen. 3 Schritte rückwärts und die gesamte Sequenz wiederholen.

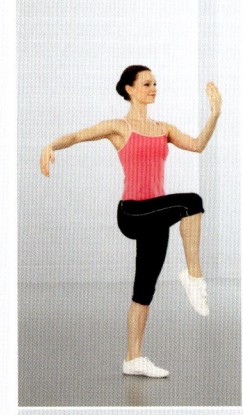

22 **Attitude 3** Attitude 2 (Schritt 17) 8-mal wiederholen. Beide Knie beugen, Arme senken. Auf den rechten Fuß springen, linkes Bein auf Hüfthöhe heben. Rechten Ellbogen zum linken Knie und den linken Arm zur Seite strecken. Rechts abspringen und auf beiden Füßen landen. Arme nach oben. Jetzt zur anderen Seite durchführen. Insgesamt 8-mal.

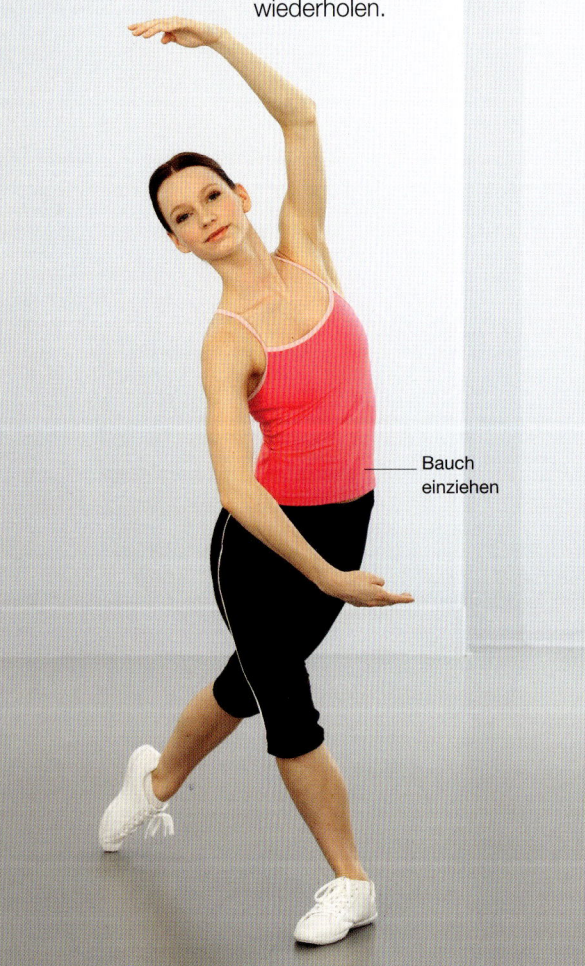

Bauch einziehen

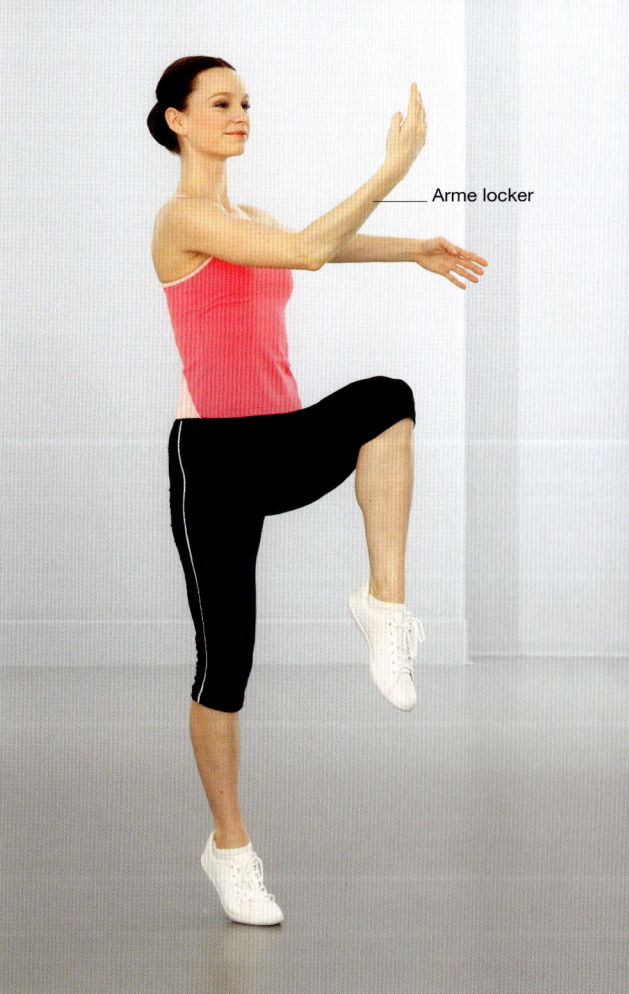

Arme locker

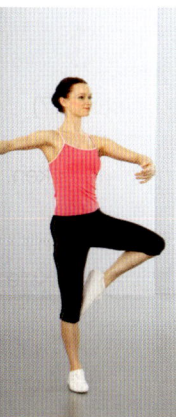

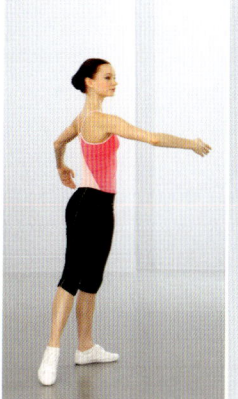

23 **Passé 3** Passé 2 (Schritt 18) 8-mal wiederholen, dann mit leicht nach außen gedrehten Beinen beide Knie beugen. Arme senken. Auf den rechten Fuß springen, linken Fuß zum rechten Knie heben. Linken Arm in Schulterhöhe vor den Körper, den rechten zur Seite schwingen. Auf beide Beine springen, Füße hüftbreit auseinander, dann zur anderen Seite durchführen. Insgesamt 8-mal.

24 **Sidestep mit Sprung** Step-Touch 2 (Schritt 19) 8-mal wiederholen. Gewicht auf das rechte Bein verlagern, Knie beugen und seitwärts springen. Der linke Fuß nimmt die Stelle des rechten ein. Oberkörper und Arme nach rechts drehen. Zur anderen Seite durchführen. 4-mal zu jeder Seite.

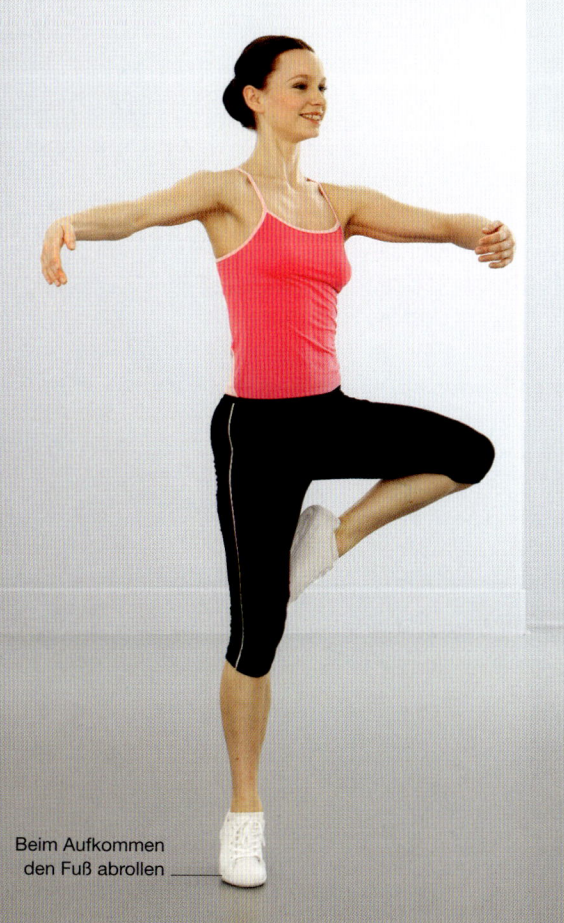

Beim Aufkommen den Fuß abrollen

Nun alle Level-3-Schritte noch einmal durchführen und dann in umgekehrter Reihenfolge wiederholen. Sie haben nun den Höhepunkt Ihrer Belastungskurve erreicht. Arbeiten Sie sich, mit Schritt 24 beginnend, zurück bis Schritt 5, und halbieren Sie dabei die Anzahl der Wiederholungen, um die Herzfrequenz allmählich wieder auf den Ruhewert zu senken.

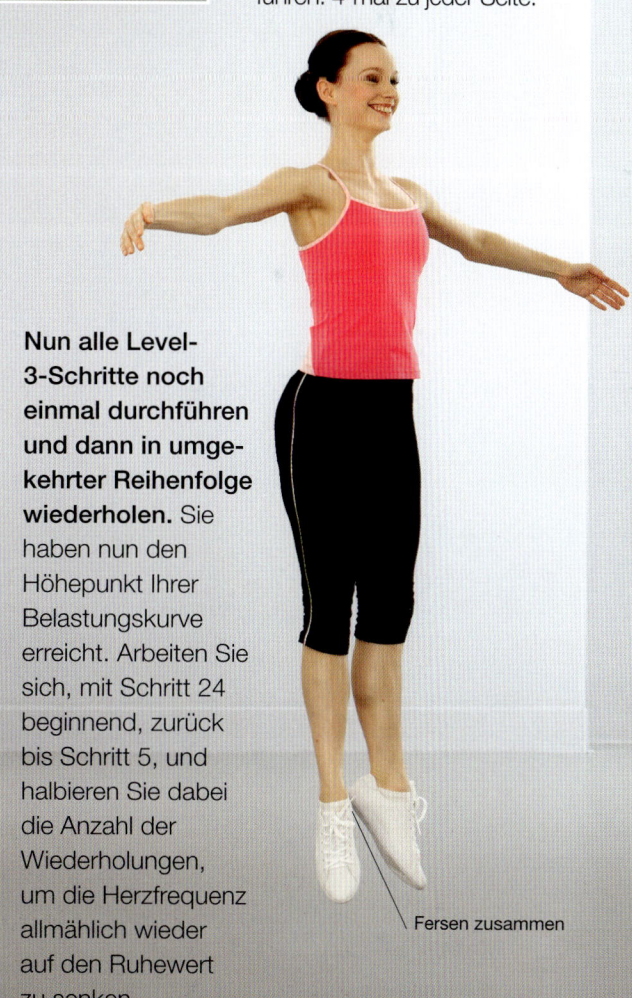

Fersen zusammen

>> **Kräftigen & Dehnen** Bauch/Rücken

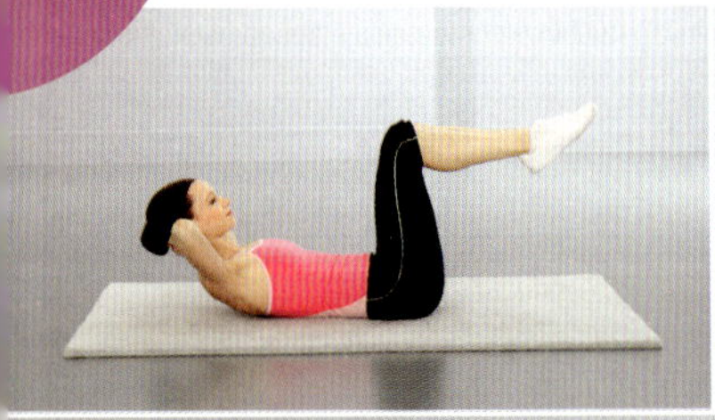

25 **Bauchmuskeln** Gehen Sie in Rückenlage und legen Sie die Hände an den Hinterkopf. Beide Beine im 90°-Winkel anheben. Einatmen, mit dem Ausatmen Nabel zur Wirbelsäule ziehen und Kopf und Schultern leicht anheben (siehe kleine Abbildung). Einatmen, Oberkörper ablegen und entspannen. 8-mal, dann beim nächsten Ausatmen Oberkörper anheben und den linken Ellbogen zum rechten Knie, linkes Bein strecken. Einatmen und ablegen. Dann zur anderen Seite. Jede Seite 4-mal.

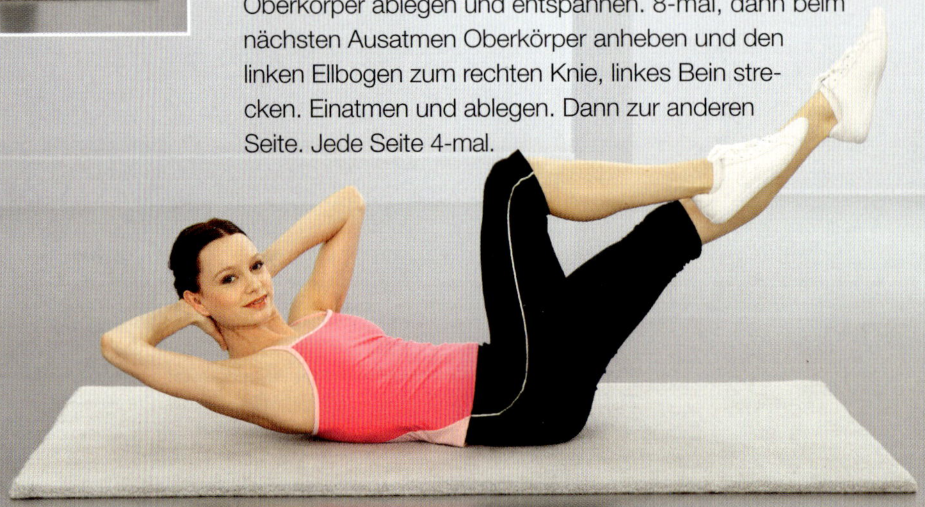

26 **Rücken** Kopf ablegen und Knie zur Brust ziehen, um den unteren Rücken und die Hüftgelenke zu dehnen. Die angewinkelten Knie nach rechts ablegen, Arme seitlich ausstrecken und den Kopf nach links drehen. In der Dehnung entspannen, dann in die Ausgangslage zurückkommen und zur anderen Seite dehnen.

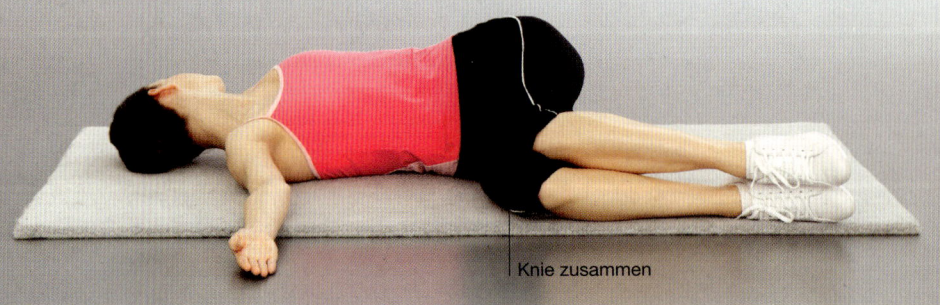

Knie zusammen

Ballett auf einen Blick

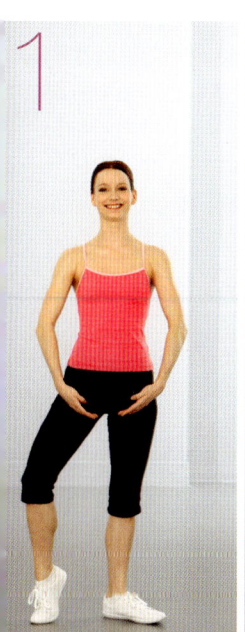
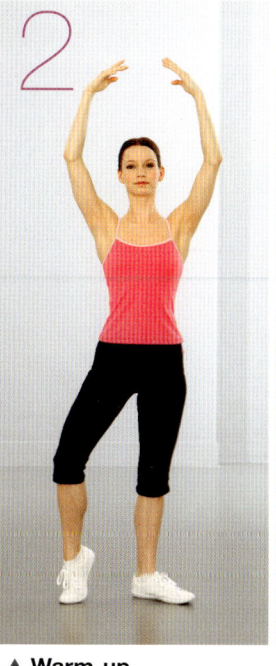
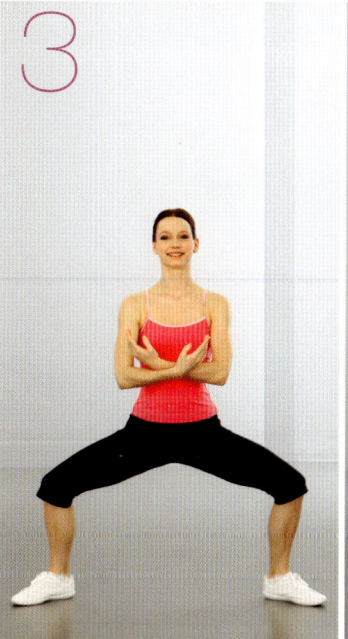
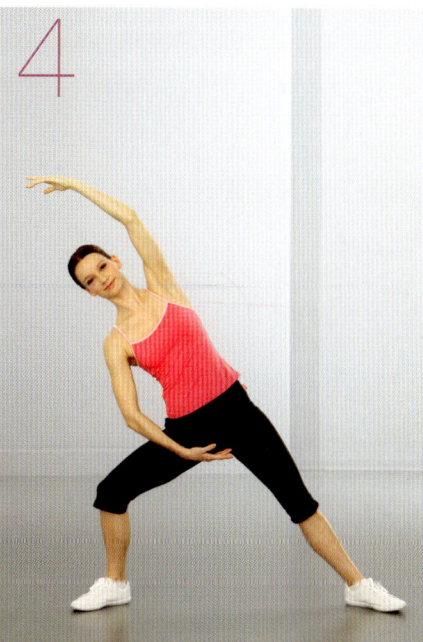
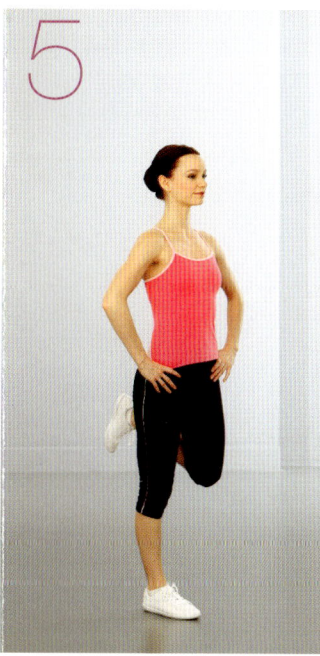
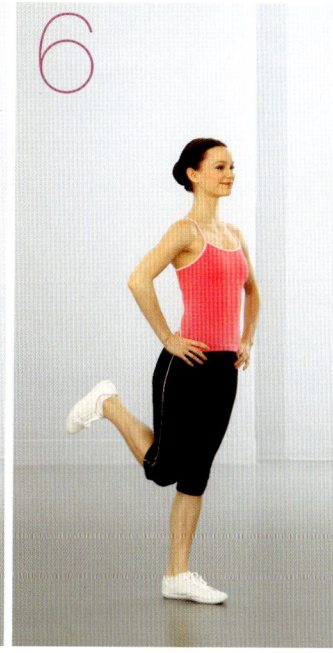
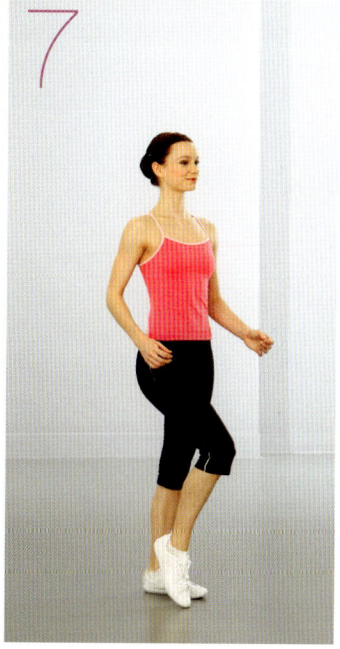
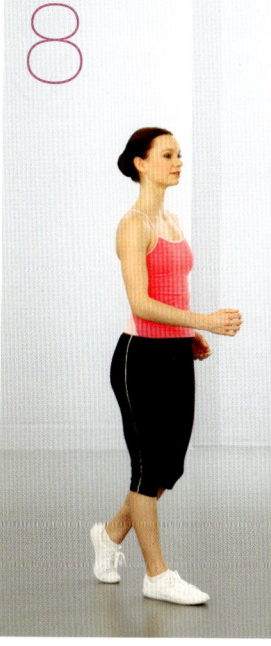

1	2	3	4	5	6	7	8
▲ **Warm-up** Füße dehnen, Seite 44	▲ **Warm-up** Port de bras, Seite 44	▲ **Warm-up** 2. Position Plié, Seite 45	▲ **Warm-up** Dehnen, Seite 45	▲ **Aerobic** Ferse heben 1, Seite 46	▲ **Aerobic** Ferse heben 1, Seite 46	▲ **Aerobic** Gehen 1, Seite 47	▲ **Aerobic** Gehen 1, Seite 47

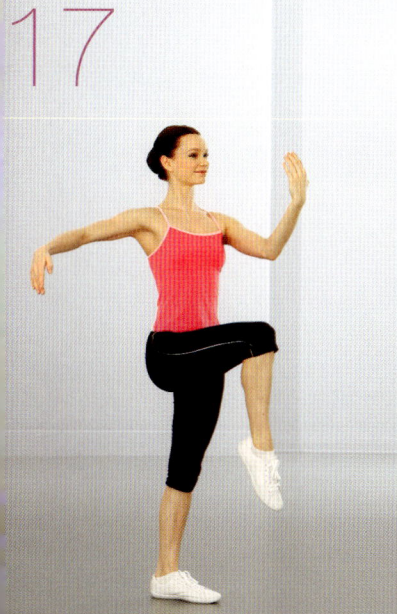
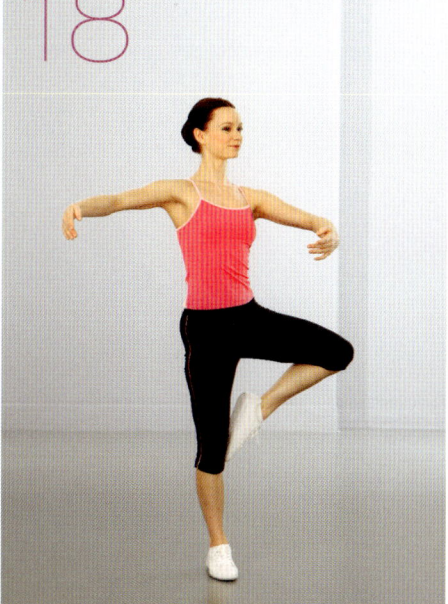
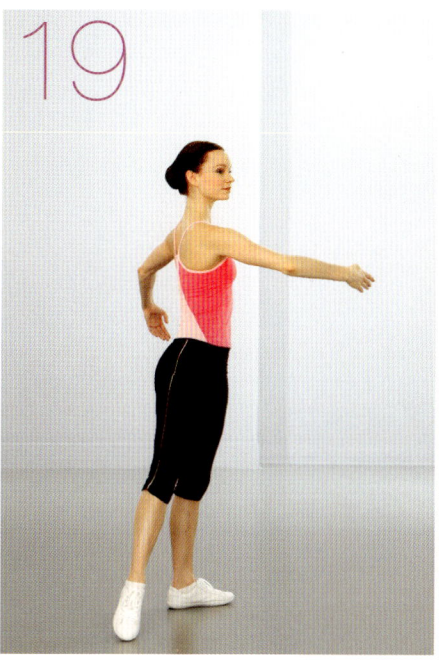
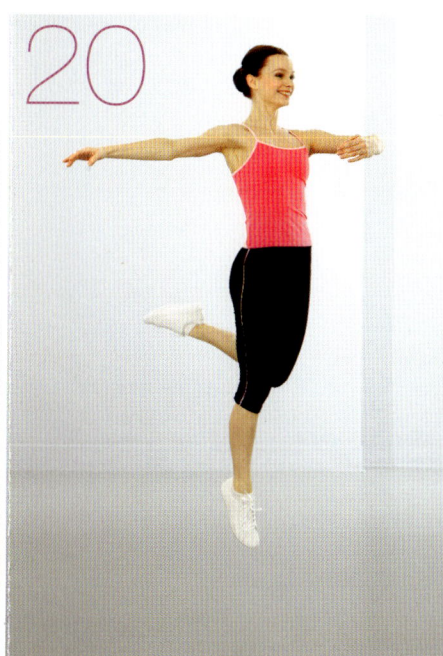
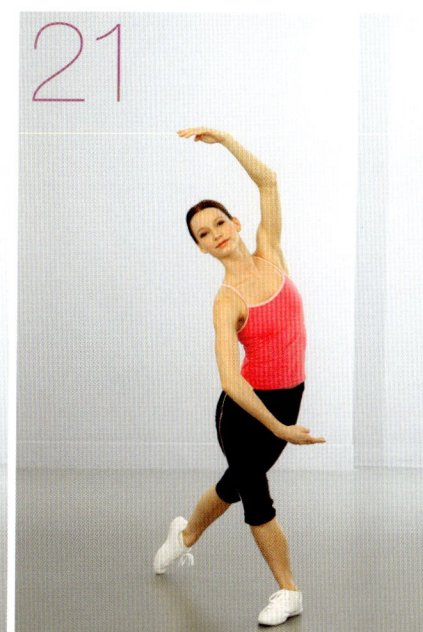
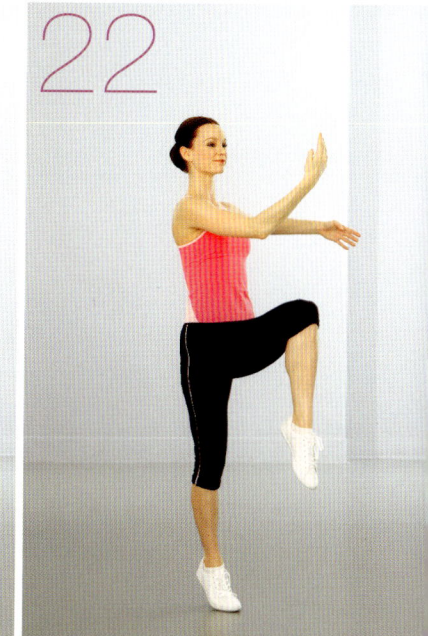

17	18	19	20	21	22
▲ **Aerobic** Attitude 2, Seite 52	▲ **Aerobic** Passé 2, Seite 52	▲ **Aerobic** Step Touch 2, Seite 53	▲ **Aerobic** Ferse heben 3, Seite 53	▲ **Aerobic** Gehen 3, Seite 54	▲ **Aerobic** Attitude 3, Seite 54

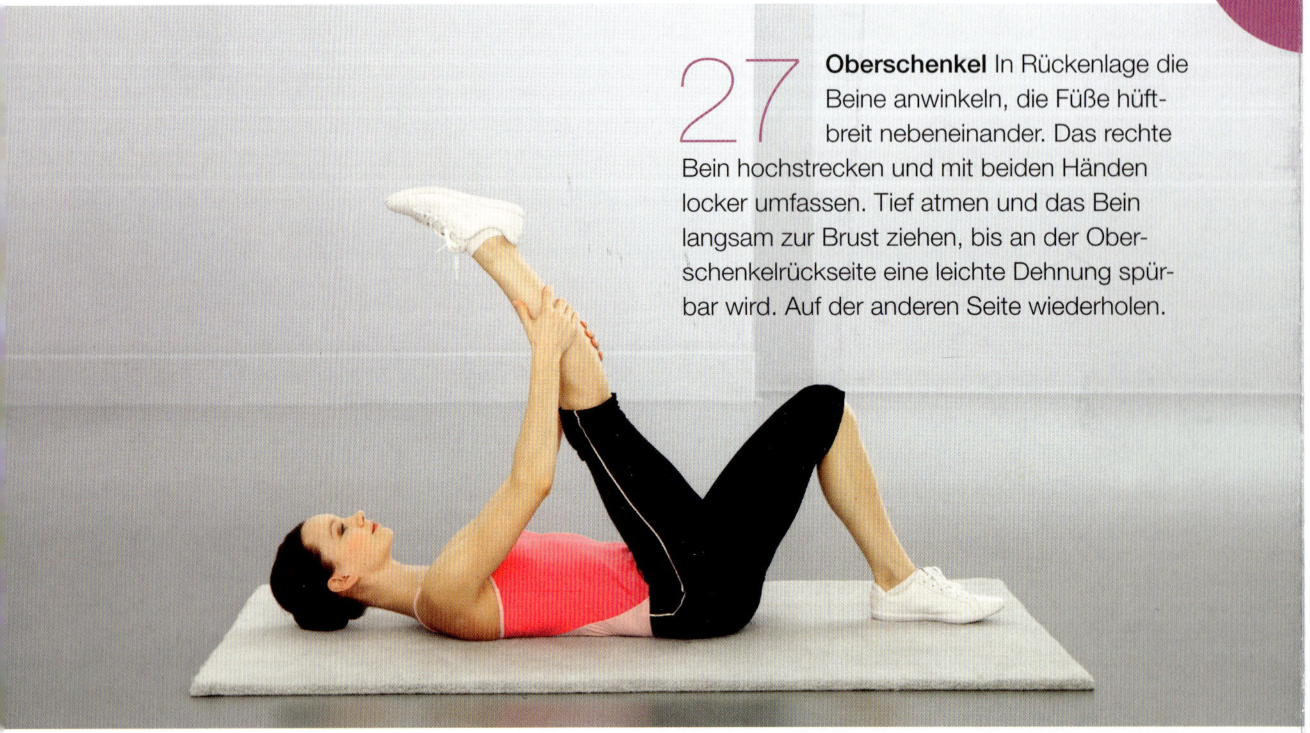

27 **Oberschenkel** In Rückenlage die Beine anwinkeln, die Füße hüftbreit nebeneinander. Das rechte Bein hochstrecken und mit beiden Händen locker umfassen. Tief atmen und das Bein langsam zur Brust ziehen, bis an der Oberschenkelrückseite eine leichte Dehnung spürbar wird. Auf der anderen Seite wiederholen.

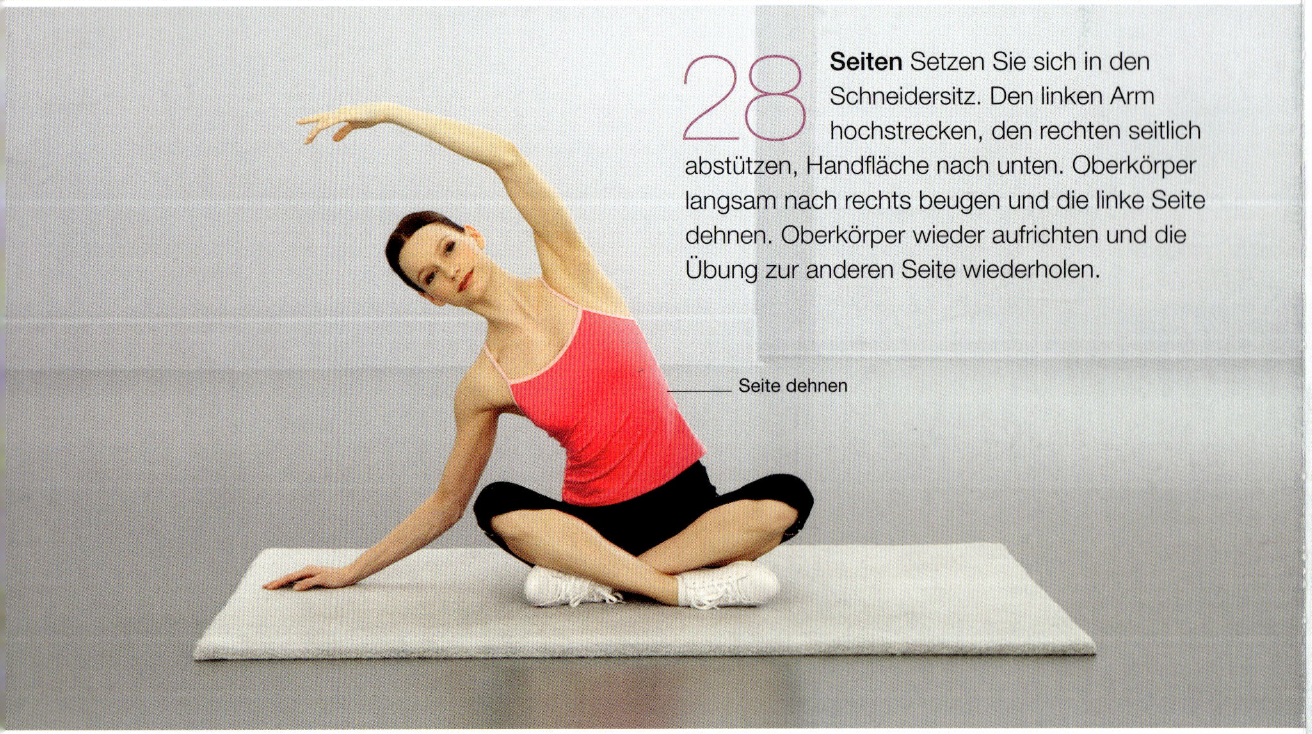

28 **Seiten** Setzen Sie sich in den Schneidersitz. Den linken Arm hochstrecken, den rechten seitlich abstützen, Handfläche nach unten. Oberkörper langsam nach rechts beugen und die linke Seite dehnen. Oberkörper wieder aufrichten und die Übung zur anderen Seite wiederholen.

Seite dehnen

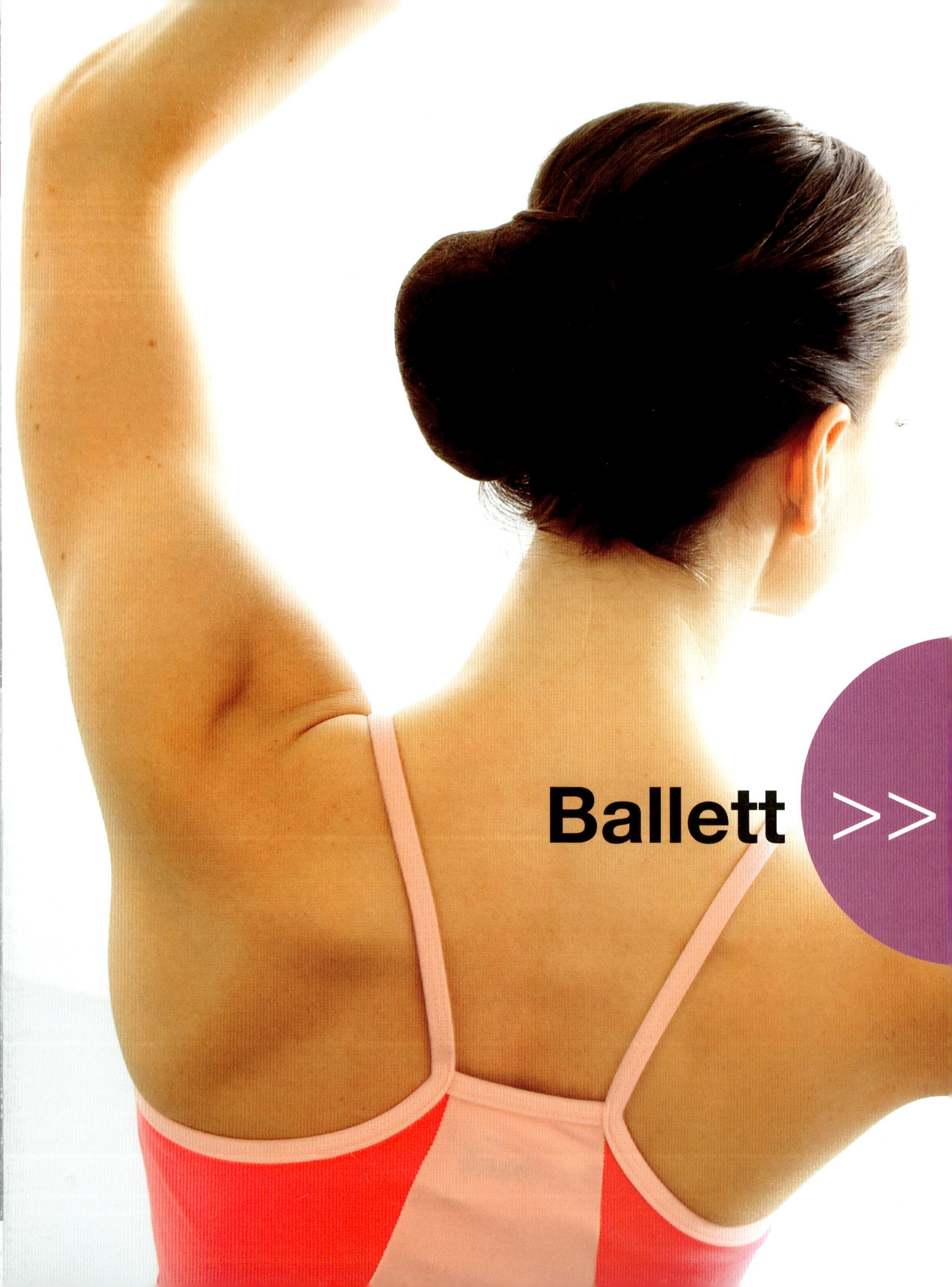

Ballett >>

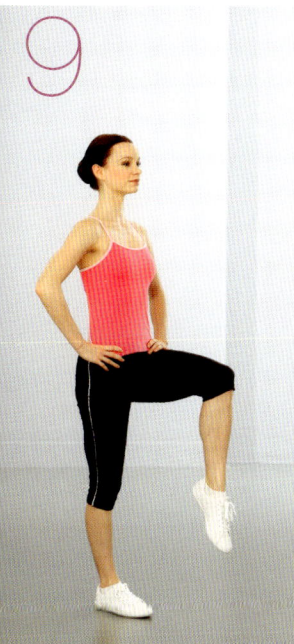

▲ **Aerobic** Attitude 1, Seite 48

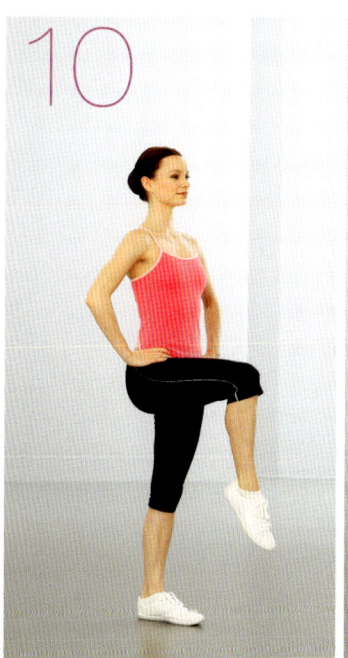

▲ **Aerobic** Attitude 1, Seite 48

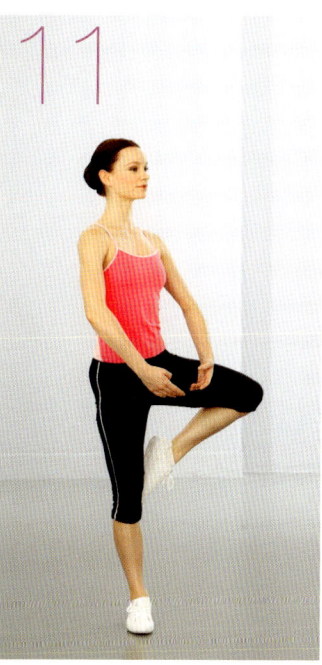

▲ **Aerobic** Passé 1, Seite 49

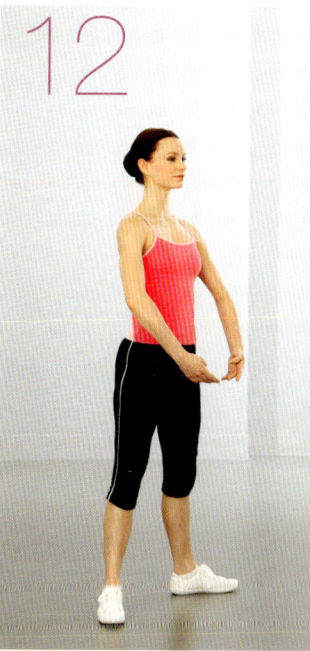

▲ **Aerobic** Passé 2, Seite 49

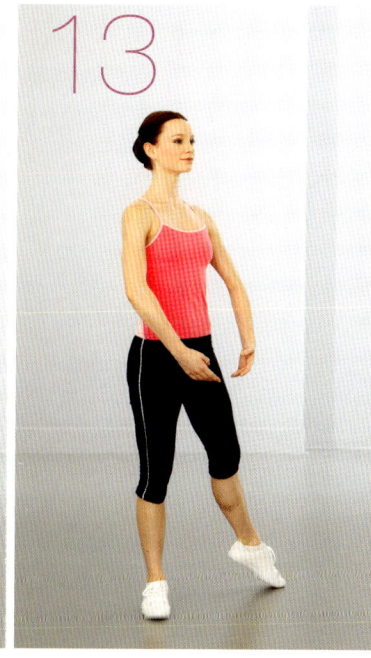

▲ **Aerobic** Step Touch 1, Seite 50

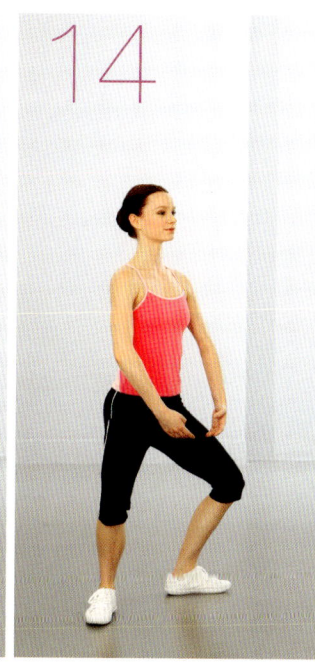

▲ **Aerobic** Step Touch 1, Seite 50

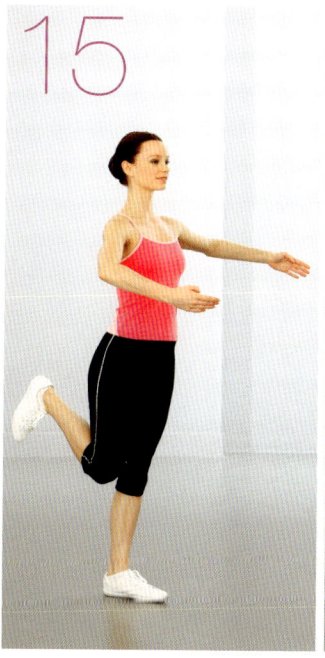

▲ **Aerobic** Ferse heben 2, Seite 51

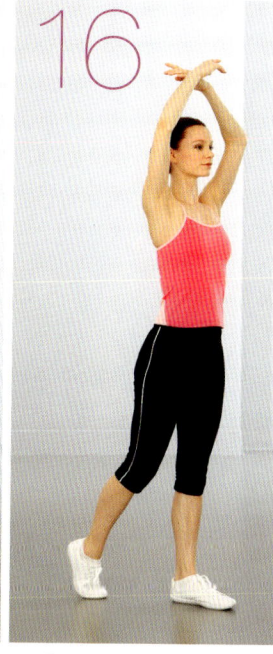

▲ **Aerobic** Gehen 2, Seite 51

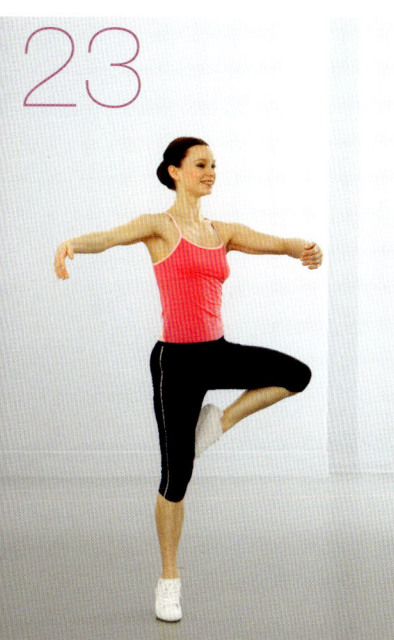

▲ **Aerobic** Passé 3, Seite 55

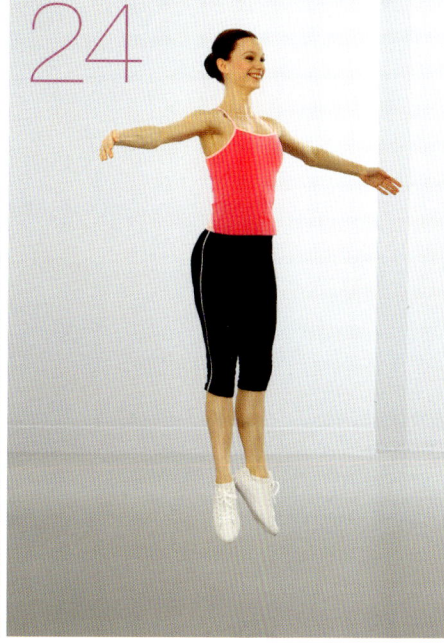

▲ **Aerobic** Sidestep mit Sprung, Seite 55

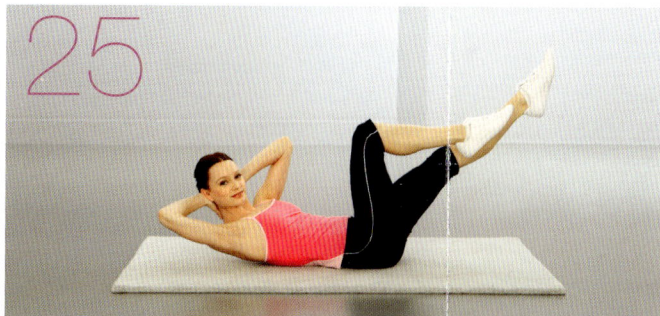

▲ **Kräftigen & Dehnen** Bauch, Seite 56

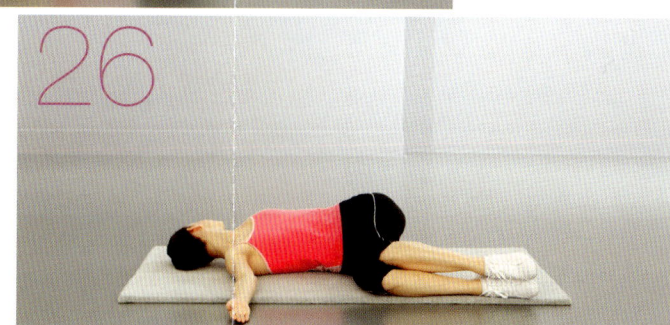

▲ **Kräftigen & Dehnen** Rücken, Seite 56

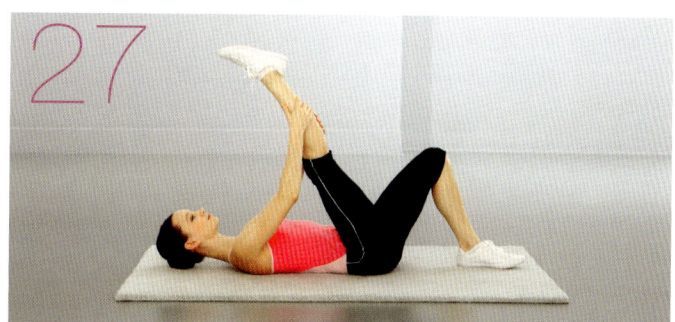

▲ **Kräftigen & Dehnen** Oberschenkel, Seite 57

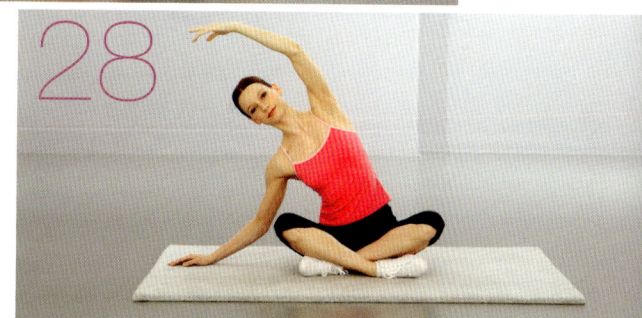

▲ **Kräftigen & Dehnen** Seiten, Seite 57

15 Minuten **Übersicht**

>> **Fragen & Antworten**

Das Ballett-Workout vereint graziöse Tanzschritte mit Ausdauertraining. Die Arme während der Aerobic-Übungen in eleganter Ballettpose zu halten verbessert die Koordination, definiert die Muskeln, stärkt das Herz-Kreislauf-System und verleiht Ausdauer sowie Geschmeidigkeit in den Bewegungen.

>> **Ich habe noch nie Ballett gemacht. Was muss ich tun, damit meine Arme graziös wirken?**

Ein Grundprinzip des Balletts ist die Streckung der Arme bis in die Fingerspitzen. Stellen Sie sich vor, beim Tanzen über die Körpergrenzen hinauszuwachsen. Malen Sie sich aus, Ihre Arme seien einen Meter länger als in Wirklichkeit und Sie wollten Wände, Decken und Boden berühren. Die Ellbogen bleiben stets locker und sind leicht angehoben, die Schultern werden gesenkt.

>> **Wie stark soll ich die Beine bei den Passés nach außen drehen?**

Die meisten Tänzer arbeiten jahrelang an der Ausdrehung, manche versuchen auch, sie zu erzwingen, und fügen ihren Kniegelenken dadurch großen Schaden zu. Setzen Sie die Bewegung im Hüftgelenk an, und versuchen Sie, beide Beine gleichmäßig auszudrehen. Die Position darf nicht unangenehm sein. Es spielt keine Rolle, wie weit Sie kommen. Viel wichtiger ist, dass Oberschenkel, Knie und Fuß gleichmäßig gedreht werden und in dieselbe Richtung zeigen.

>> **Warum ist es wichtig, dass Knie und Zehen in dieselbe Richtung zeigen?**

Im Ballett ist das Ausdrehen der Beine extrem wichtig, nicht nur aus ästhetischen Gründen. Indem Sie die Ausrichtung des Körpers während der Bewegungssequenzen beibehalten, schützen Sie Ihre Gelenke vor Verschleiß. Wenn Sie das Knie hingegen nach innen bzw. außen verdrehen, belasten Sie die Innen- bzw. Außenseite des Gelenks unnötig.

>> Was bringen die Step Touches?

Step Touch 1 trägt dazu bei, die Knie- und Fußgelenke zu lockern und den Körper durch die stetige Gewichtsverlagerung aufzuwärmen. Step Touch 2 mobilisiert die Wirbelsäule. Durch die Drehung des Oberkörpers bei ruhig gehaltenem Becken wird der Brustkorb – also die obere Wirbelsäule – gedehnt und gedreht. Beim dritten Level wird durch Hinzufügen des Sprungs die Herzfrequenz gesteigert.

>> Soll ich bei »Ferse heben 3« nach jedem Sprung die Fersen bis zum Boden senken?

Definitiv ja! Generell sollten Sie nach einem Sprung immer den ganzen Fuß aufsetzen. Ansonsten wird der Druck auf die Wadenmuskeln zu groß. Um Verletzungen zu vermeiden, rollen Sie den Fuß nach jedem Sprung vollständig ab.

>> Ich habe schwache Bauchmuskeln. Was kann ich tun?

Die Bauchmuskeln sind extrem wichtig, denn sie stützen zusammen mit den Rückenmuskeln die Wirbelsäule und die inneren Organe. Versuchen Sie, jeden Morgen ein paar Crunches – wie auf Seite 80 beschrieben (Schritt 25) – durchzuführen. Und wenn es nur zehn sind – sie kräftigen die Bauchmuskulatur und geben dem Rücken für den Rest des Tages Halt.

>> »Gehen 3« bereitet mir Schwierigkeiten. Wie geht der Ausfallschritt?

Diese Sequenz ist eine echte Herausforderung, da die Füße beim Vorwärtsgehen erst parallel ausgerichtet sind, dann aber ausgestellt werden. Das Gewicht des Körpers ruht auf dem vorderen Bein, während das hintere nach hinten ausgestreckt wird und die Arme sich zu einem Bogen formen. Achten Sie darauf, dass Knie und Zehen immer eine Linie bilden, sowohl bei paralleler als auch bei ausgedrehter Beinhaltung.

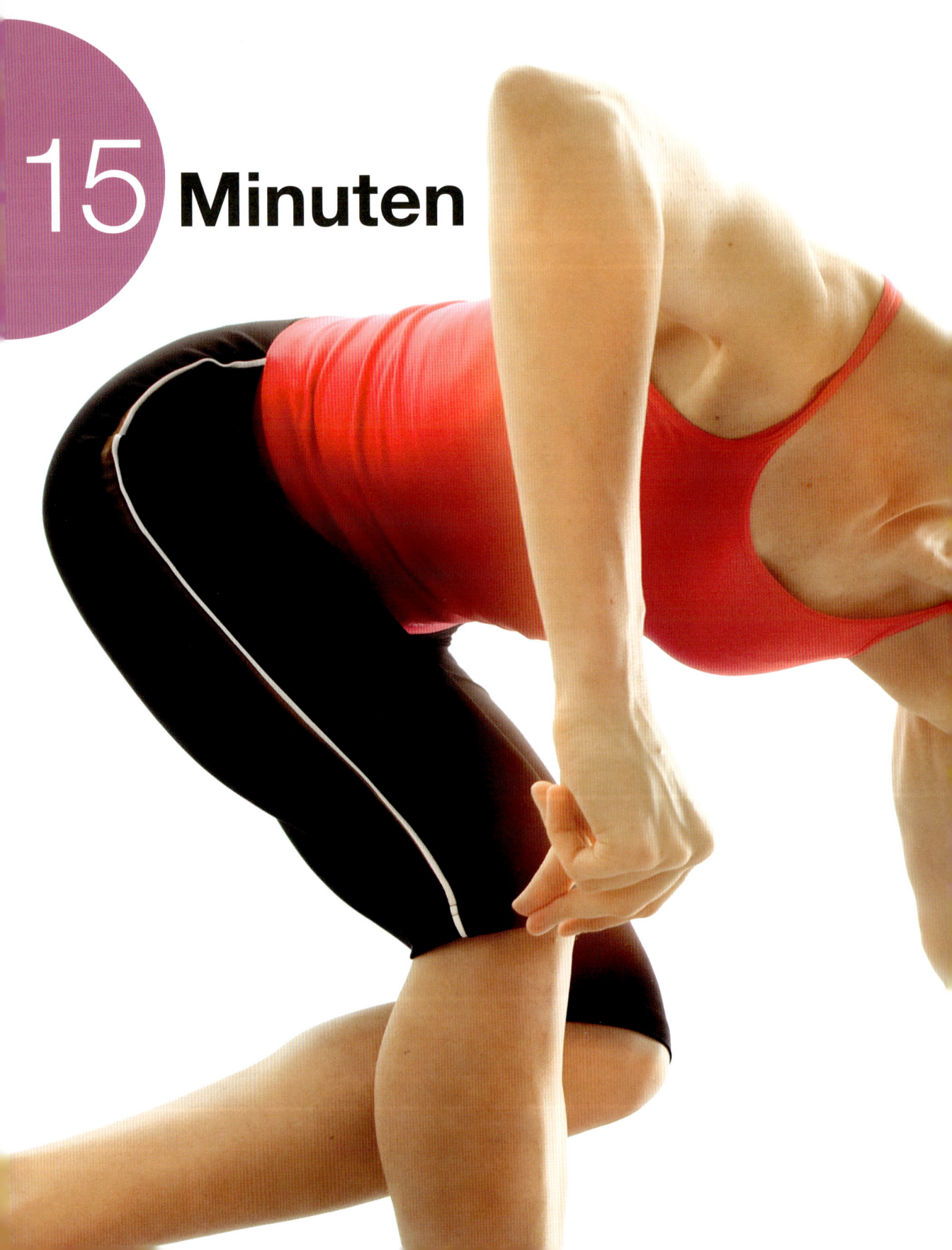

15 Minuten

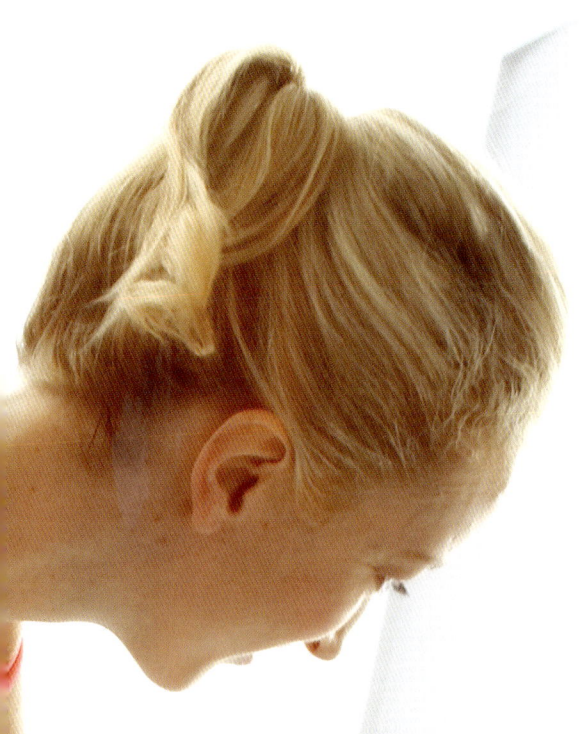

Jazz Dance >>

Schnippen Sie mit
den Fingern im Takt.
Kreisen Sie mit den
Schultern. Tanzen
Sie sich fit.

>> **Warm-up** Schulterkreisen/Rumpfdrehen

1 **Schulterkreisen** Stehen Sie aufrecht, Füße hüftbreit auseinander. Knie gebeugt. Beine strecken und dabei die rechte Schulter vorwärts kreisen. Die Knie wieder beugen und den Schulterkreis abschließen. Mit links wiederholen. Beide Schultern noch 4-mal vorwärts und 4-mal rückwärts kreisen.

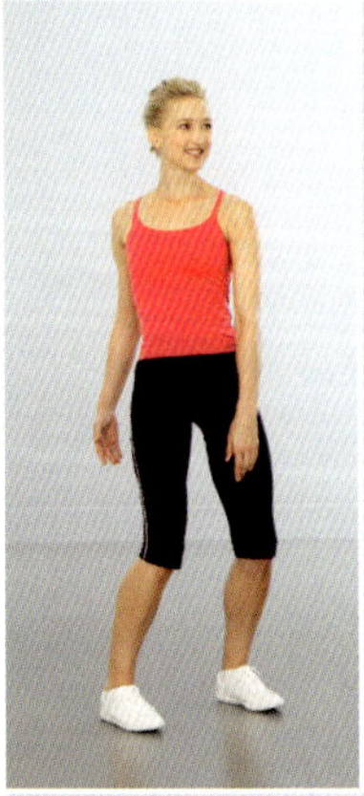

2 **Rumpfdrehen** Füße stehen hüftbreit auseinander. Knie beugen. Beine strecken und den Oberkörper nach rechts drehen, das Becken bleibt gerade (siehe kleine Abbildung). Knie erneut beugen, den Oberkörper zurück zur Mitte und dann nach links drehen. 8-mal wiederholen.

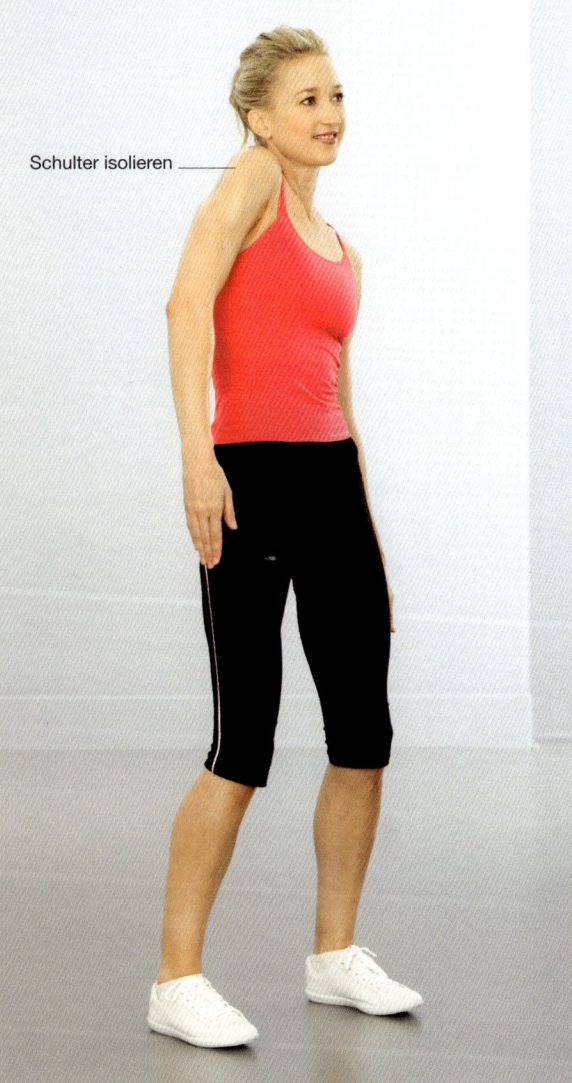

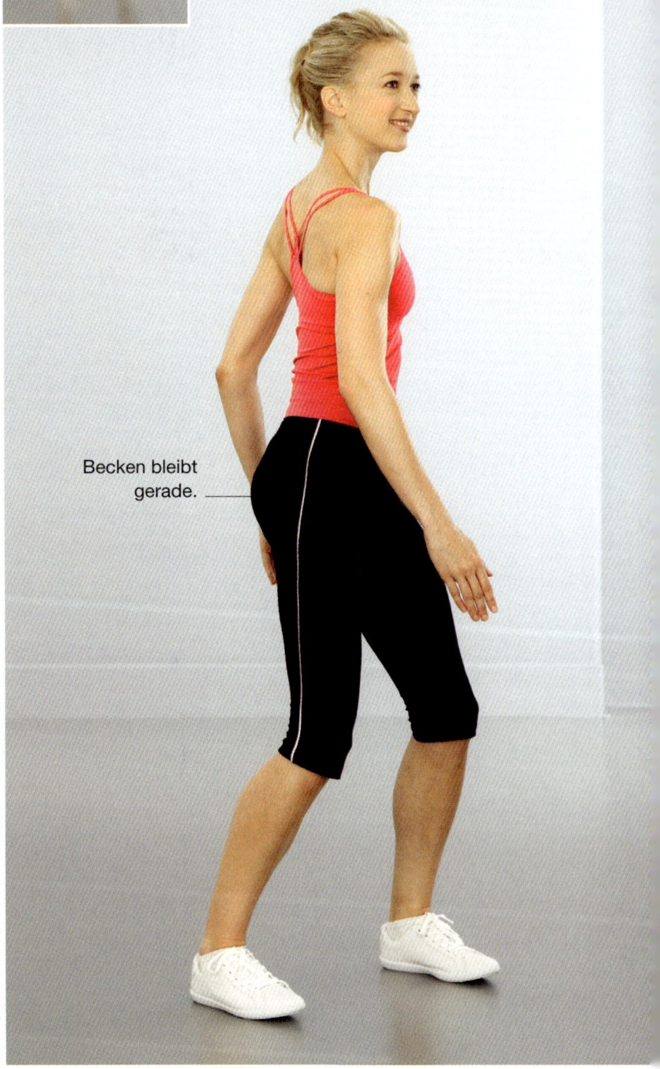

Schulter isolieren

Becken bleibt gerade.

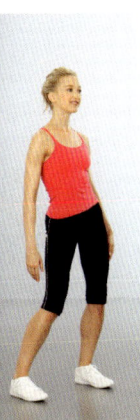

3 **Hüftschwung** Arme locker hängen lassen, Knie leicht beugen. Die rechte Hüfte nach oben schieben, die linke Hüfte senken. Becken zurück in die Ausgangsposition bringen und den Hüftschwung zur anderen Seite durchführen (siehe kleine Abbildung). 8-mal wiederholen.

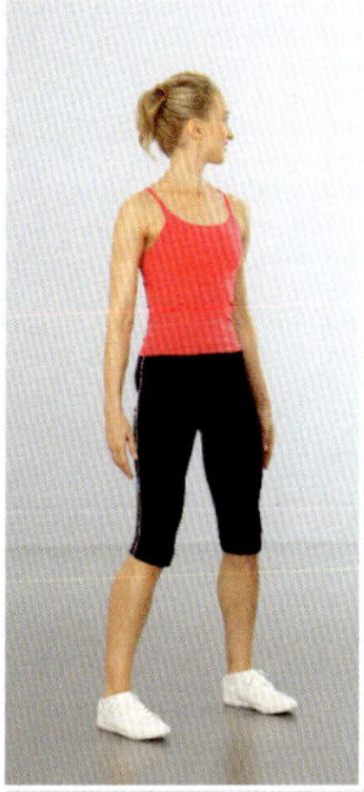

4 **Kopfdrehen** Beine strecken und Oberkörper aufrichten. Stellen Sie sich vor, Sie wollten mit dem Scheitel die Decke berühren. Kopf nach rechts drehen, zurück zur Mitte, dann nach links drehen. Insgesamt 4-mal wiederholen.

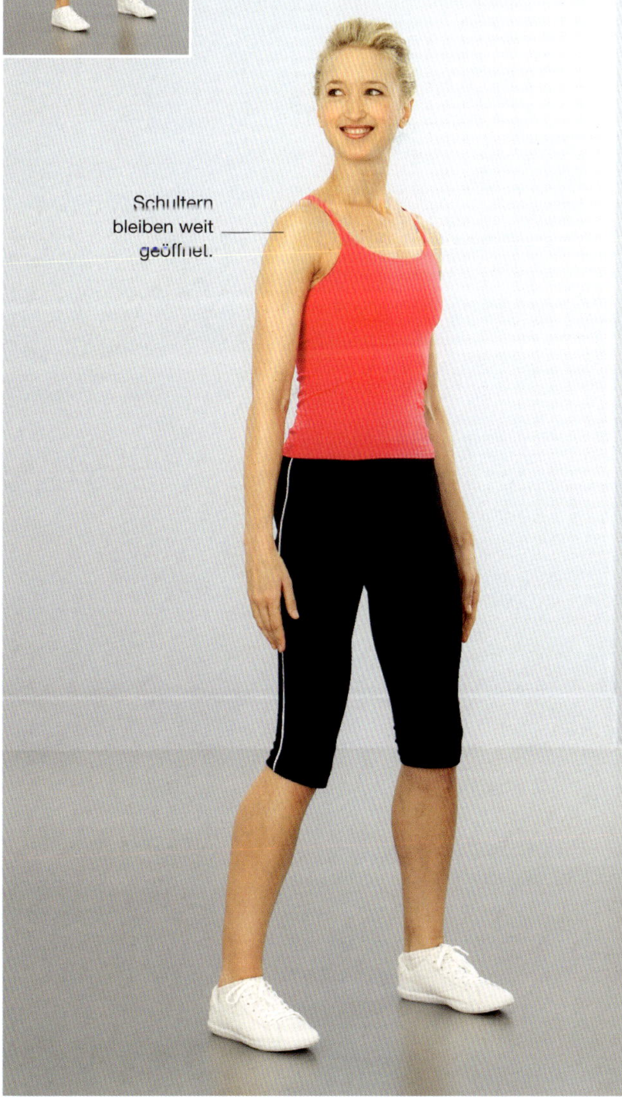

Schultern bleiben weit geöffnet.

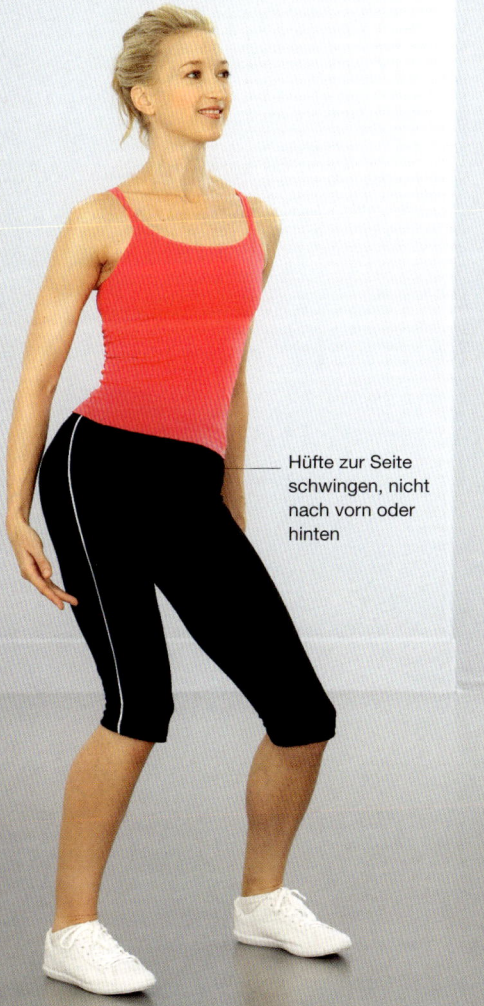

Hüfte zur Seite schwingen, nicht nach vorn oder hinten

>> **Aerobic** Ball Change 1

5 **Ball Change 1** Sie stehen aufrecht, die Füße sind geschlossen,
die Hände liegen auf der Hüfte.
Linkes Bein gestreckt hinter dem rechten
kreuzen und dabei die linke Schulter
leicht nach vorn drehen. Das Gewicht
auf das linke Bein verlagern, rechten Fuß
heben und wieder absetzen.

6 Den linken Fuß wieder an den
rechten heranziehen und die
Schritte zur anderen Seite
durchführen. Bauchnabel in Richtung
Wirbelsäule ziehen und darauf achten,
dass der Rücken lang bleibt. Schritte
5 und 6 insgesamt 4-mal wiederholen.

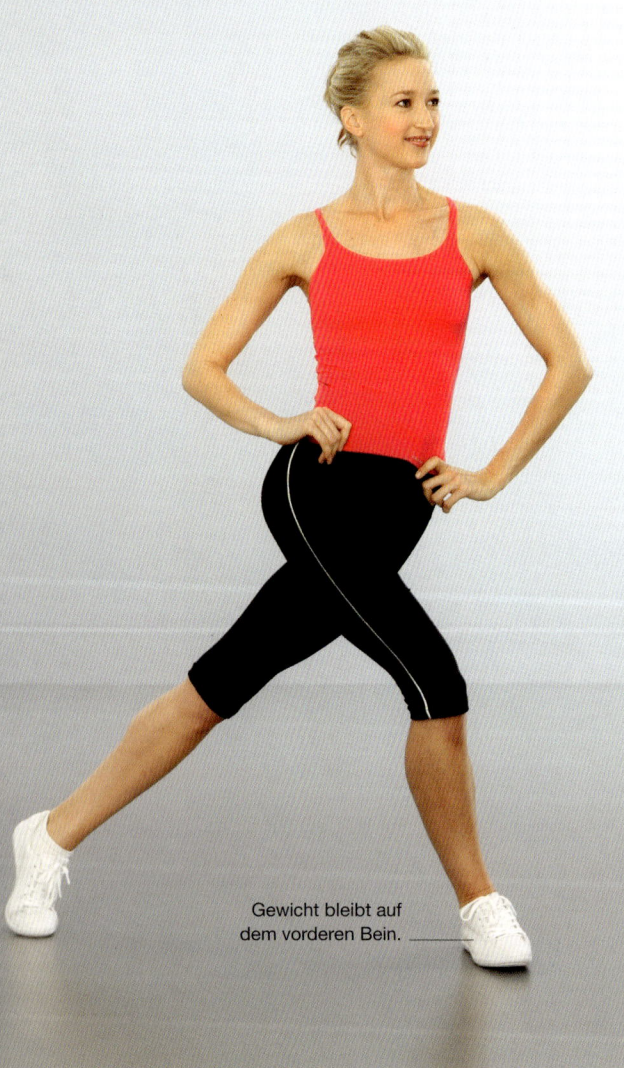

Gewicht bleibt auf
dem vorderen Bein.

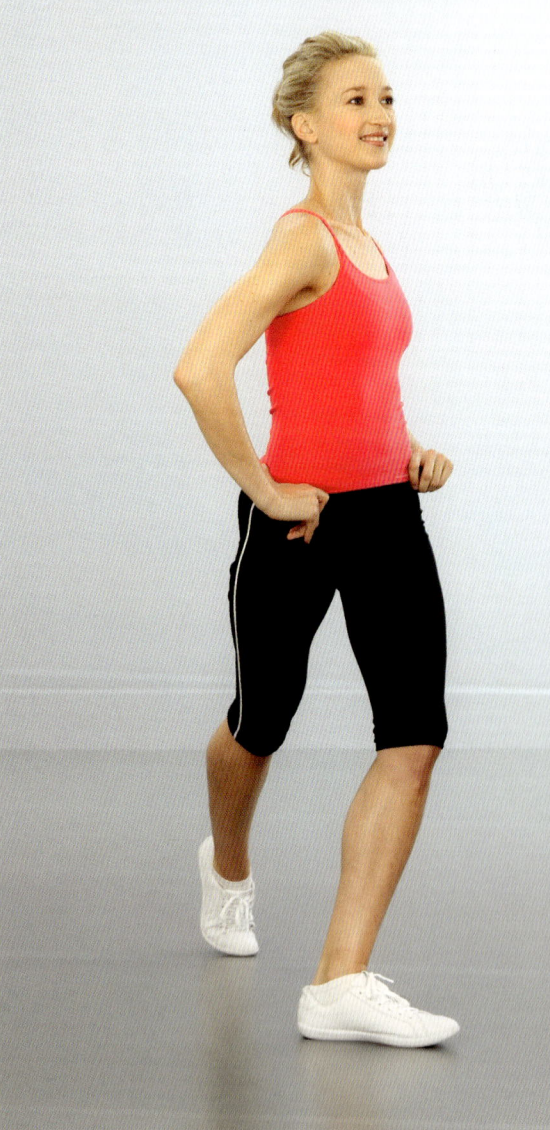

7 **Cross Touch 1** Die Hände liegen weiterhin auf den Hüften. Das linke Bein vor dem rechten kreuzen und das Gewicht auf den linken Fuß verlagern.

8 Rechtes Bein zur Seite strecken, mit den Zehen auftippen und die rechte Schulter leicht nach vorn drehen. Schritte 7 und 8 nach links und dann nach vorn wiederholen. Anschließend die Sequenz noch 2-mal rückwärts, 2-mal vorwärts und 2-mal rückwärts durchführen. Insgesamt ergibt das 8 Wiederholungen.

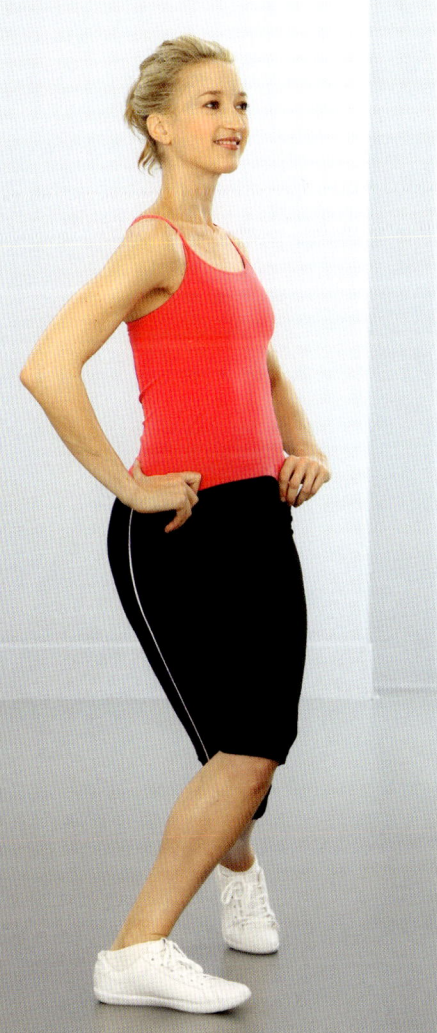

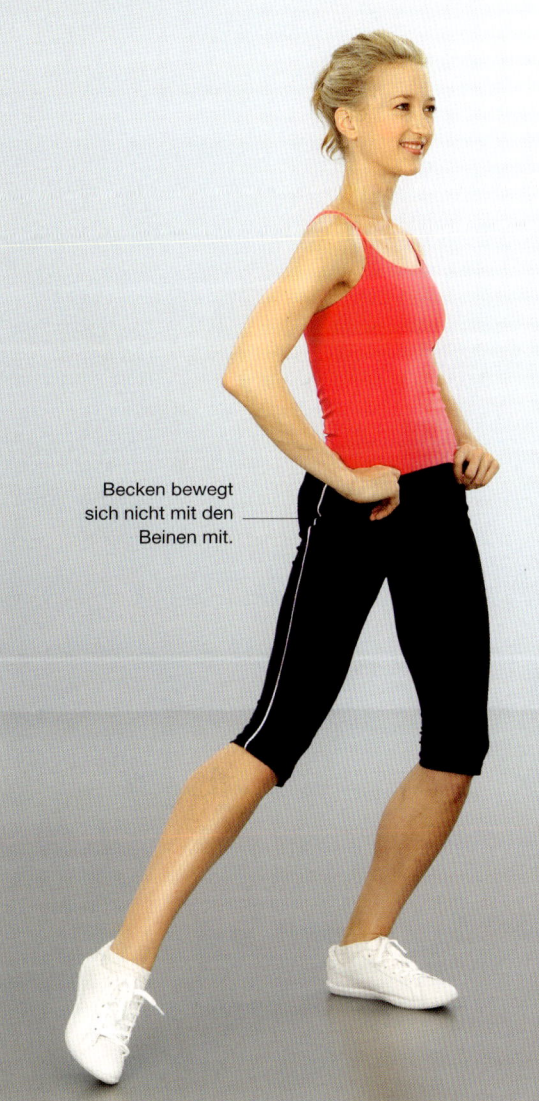

Becken bewegt sich nicht mit den Beinen mit.

9 **Box Step 1** Hände auf die Hüften legen und Füße schließen. Mit dem rechten Fuß einen Schritt vor und leicht nach rechts machen.

10 Mit links einen Schritt vor und leicht nach links machen. Den rechten Fuß zurück in die Ausgangsposition zurückbringen und den linken an den rechten heranziehen. Schritte 9 und 10 noch 8-mal wiederholen. Wenn Sie die Schrittfolge verinnerlicht haben, versuchen Sie, die dem jeweils ausschreitenden Bein gegenüberliegende Schulter leicht nach vorn zu drehen.

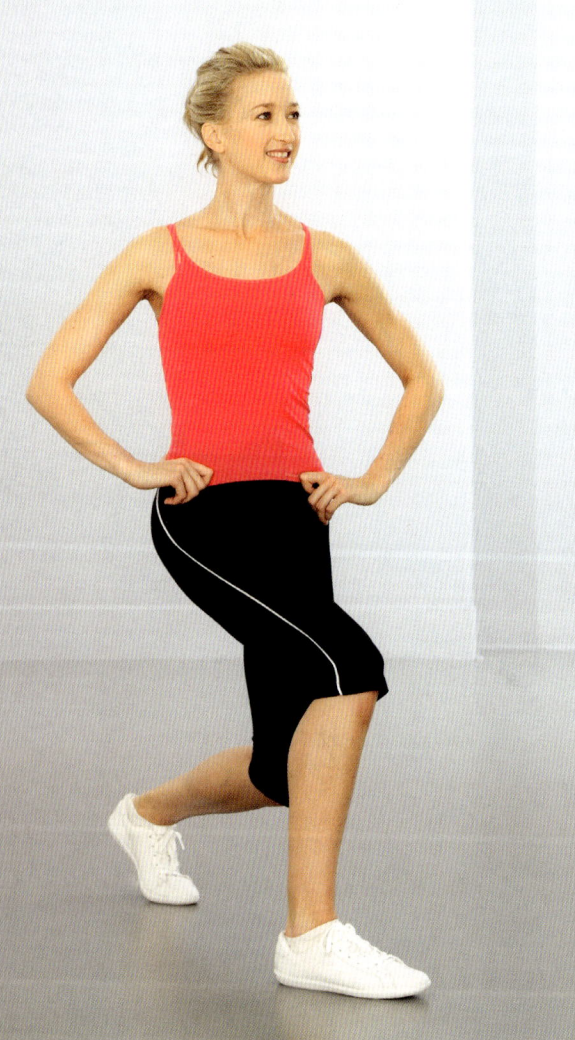

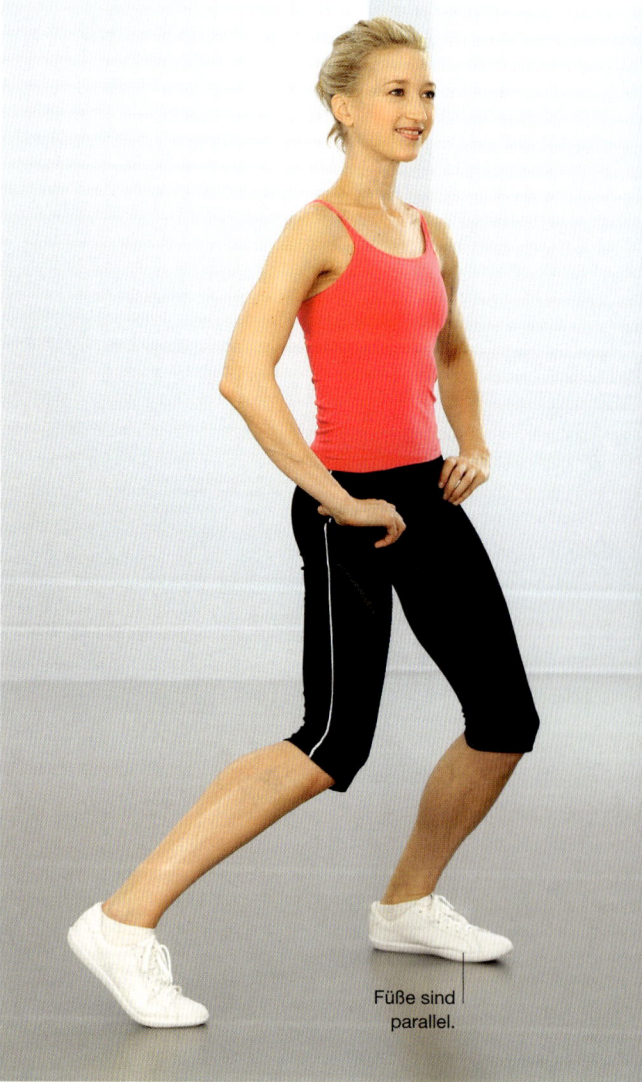

Füße sind parallel.

11 **Grapevine 1** Arme hängen locker neben dem Körper. Mit dem rechten Bein einen kleinen Schritt seitwärts machen. Den linken Fuß heben, hinter dem rechten Bein kreuzen und das Gewicht darauf verlagern.

12 Mit rechts noch einen kleinen Schritt nach rechts machen. Die linke Ferse heben – Zehen bleiben auf dem Boden – und mit den Fingern der rechten Hand neben dem Oberschenkel schnippen. Zur linken Seite durchführen, dabei mit dem linken Fuß beginnen. Schritte 11 und 12 insgesamt 4-mal wiederholen.

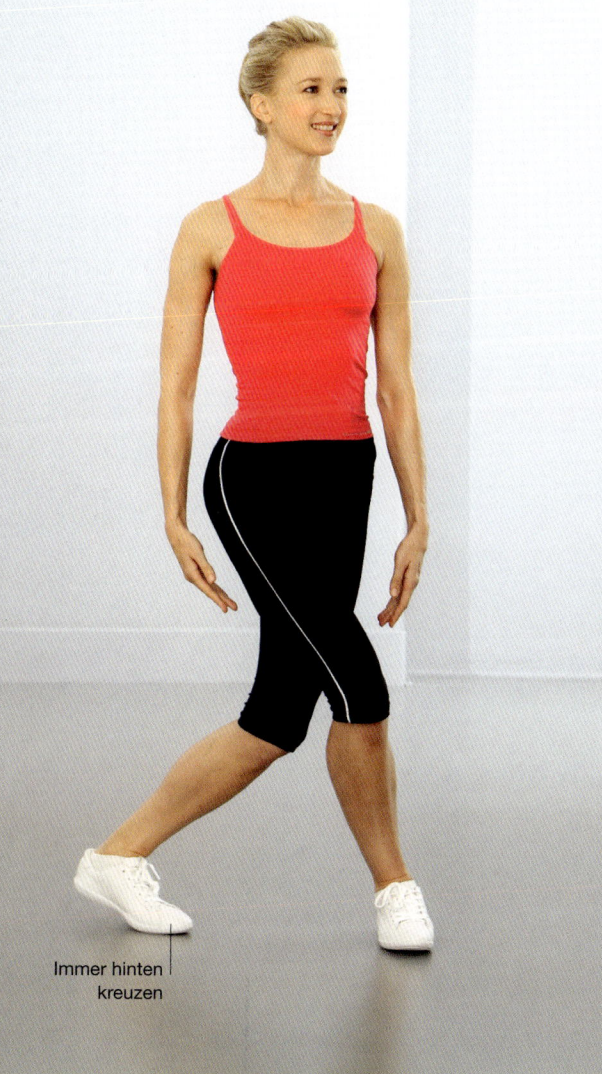

Immer hinten kreuzen

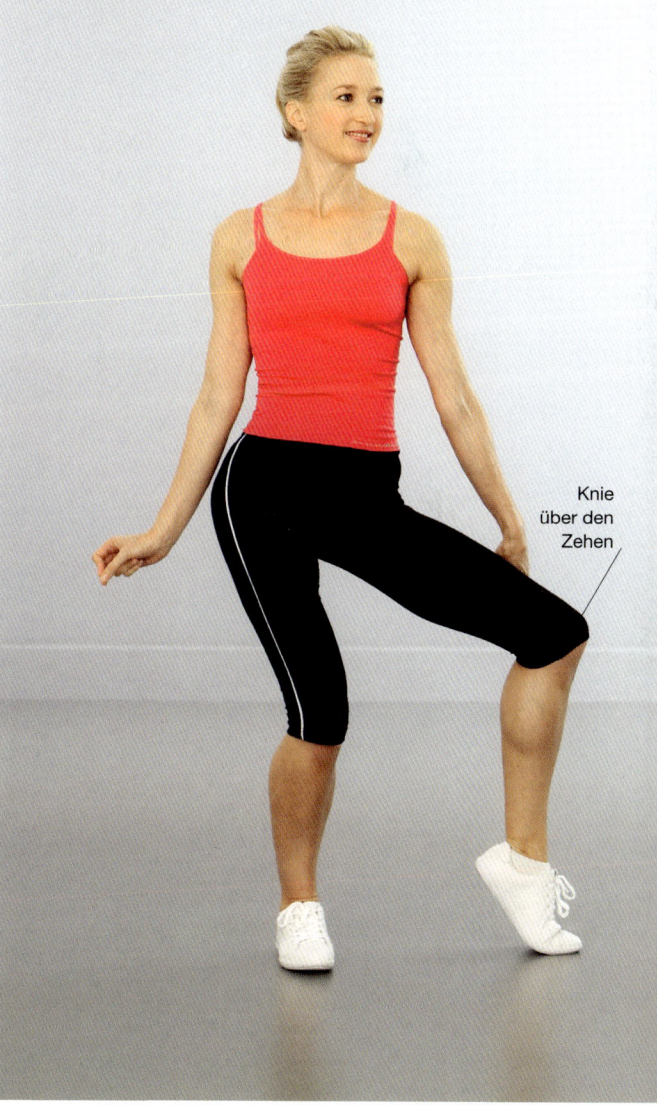

Knie über den Zehen

>> **Aerobic** Step Touch 1

13 **Step Touch 1** Hände auf die Hüften legen, Füße schließen. Das rechte Bein zur Seite strecken und mit den Zehen auf den Boden tippen. Das Bein zurück zur Mitte setzen.

14 Linkes Bein zur Seite strecken und mit den Zehen auftippen. Die linke Schulter leicht vordrehen, die rechte ein wenig zurück. Schritte 13 und 14 insgesamt 8-mal wiederholen.

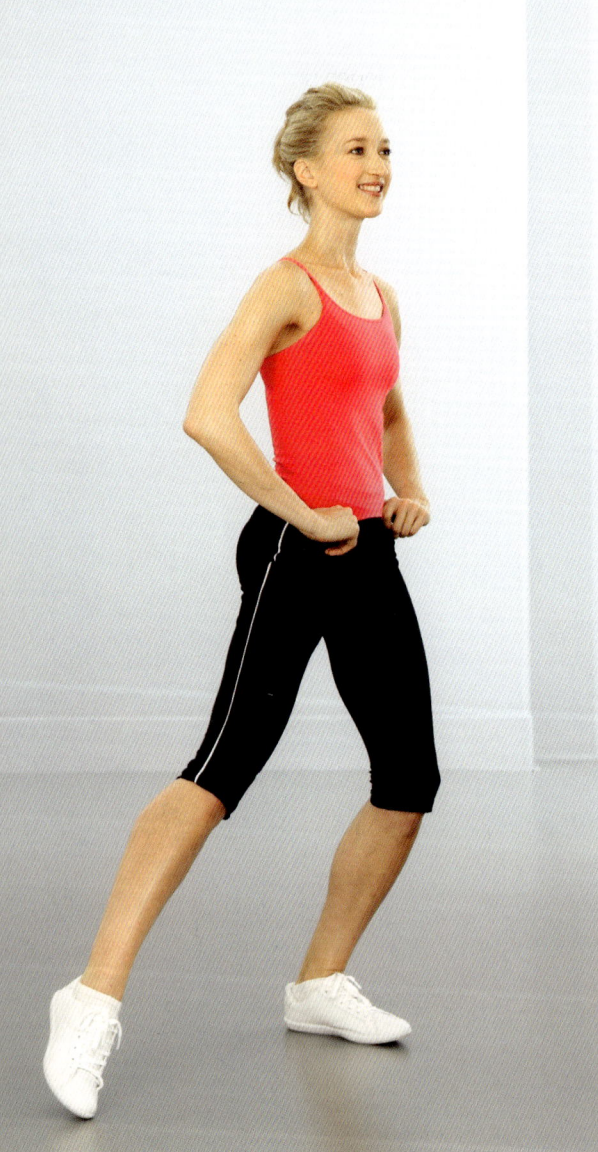

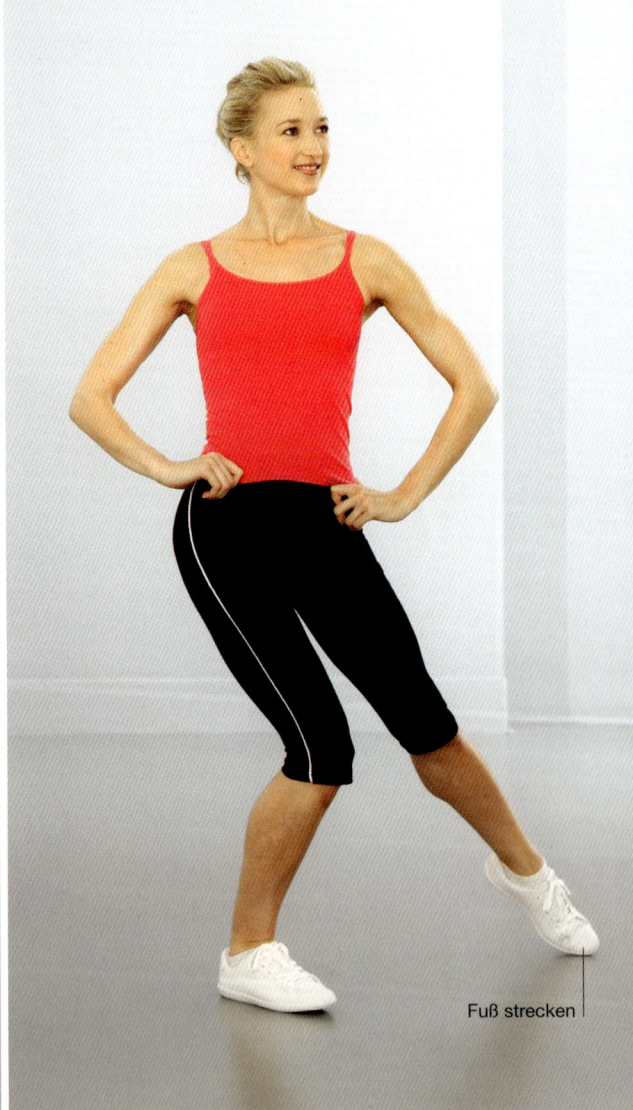

Fuß strecken

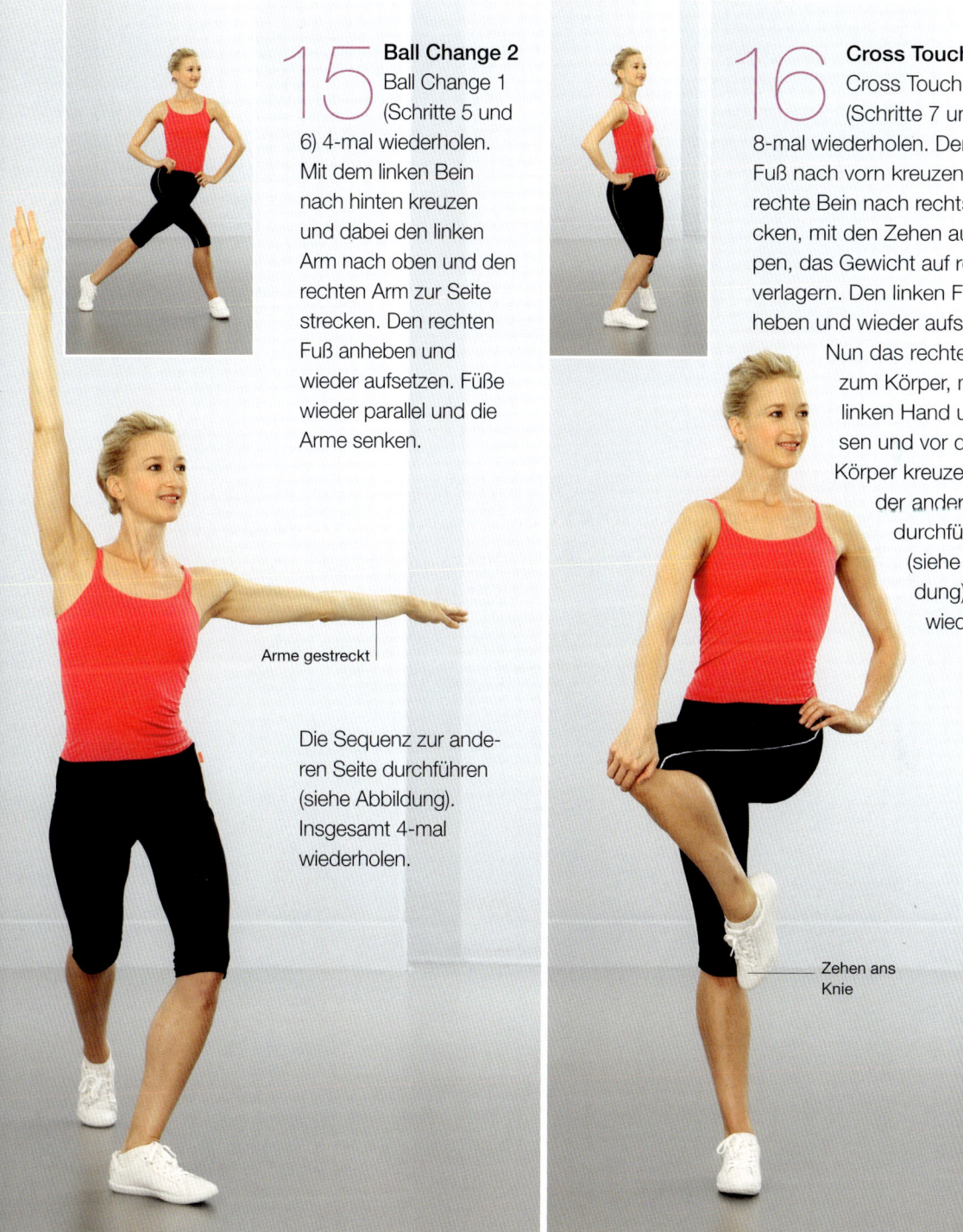

15 Ball Change 2

Ball Change 1 (Schritte 5 und 6) 4-mal wiederholen. Mit dem linken Bein nach hinten kreuzen und dabei den linken Arm nach oben und den rechten Arm zur Seite strecken. Den rechten Fuß anheben und wieder aufsetzen. Füße wieder parallel und die Arme senken.

Arme gestreckt

Die Sequenz zur anderen Seite durchführen (siehe Abbildung). Insgesamt 4-mal wiederholen.

16 Cross Touch 2

Cross Touch 1 (Schritte 7 und 8) 8-mal wiederholen. Den linken Fuß nach vorn kreuzen. Das rechte Bein nach rechts strecken, mit den Zehen auftippen, das Gewicht auf rechts verlagern. Den linken Fuß kurz heben und wieder aufsetzen. Nun das rechte Knie zum Körper, mit der linken Hand umfassen und vor dem Körper kreuzen. Mit der anderen Seite durchführen (siehe Abbildung). 4-mal wiederholen.

Zehen ans Knie

>> **Aerobic** Box Step 2/Grapevine 2

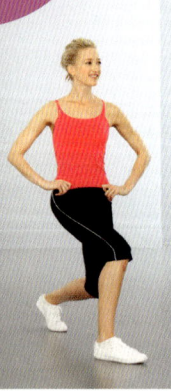

17 **Box Step 2** Box Step 1 (Schritte 9 und 10) 8-mal wiederholen. Mit rechts einen Schritt vor und leicht nach rechts. Dabei die linke Schulter nach vorn drehen und den linken Ellbogen mit abgewinkelter Hand beugen. Die Handfläche zeigt nach vorn. Nun linken Fuß vor und den rechten Ellbogen beugen (siehe Abbildung). Mit dem rechten Fuß einen Schritt zurück, dann mit dem linken. Hände und Füße bewegen sich immer gegengleich. 8-mal wiederholen.

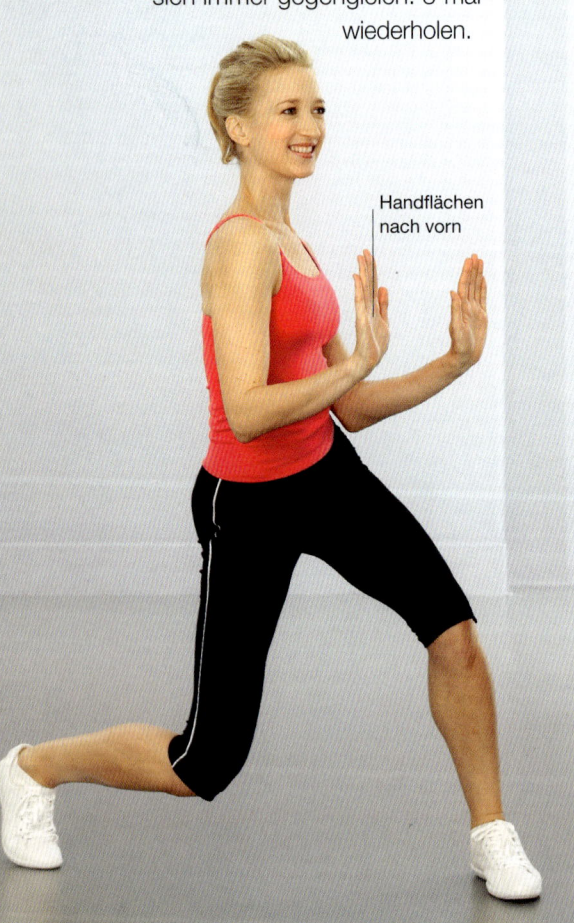

Handflächen nach vorn

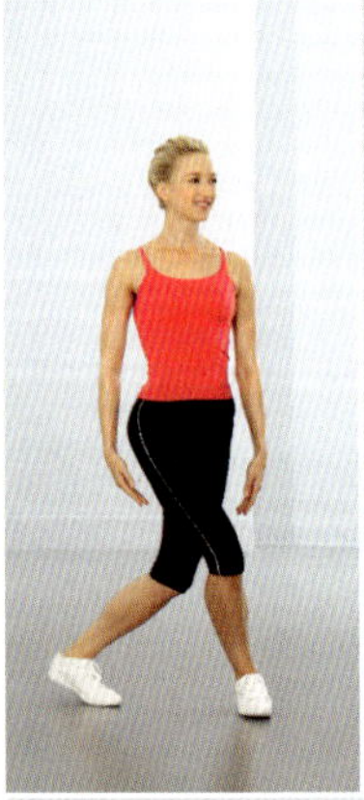

18 **Grapevine 2** Grapevine 1 (Schritte 11 und 12) 4-mal wiederholen. Sidestep nach rechts, mit links hinten kreuzen, Sidestep nach rechts. Linke Ferse anheben, den rechten Arm nach oben strecken und mit den Fingern schnippen. Nun zur anderen Seite (siehe Abbildung). Insgesamt 4-mal wiederholen.

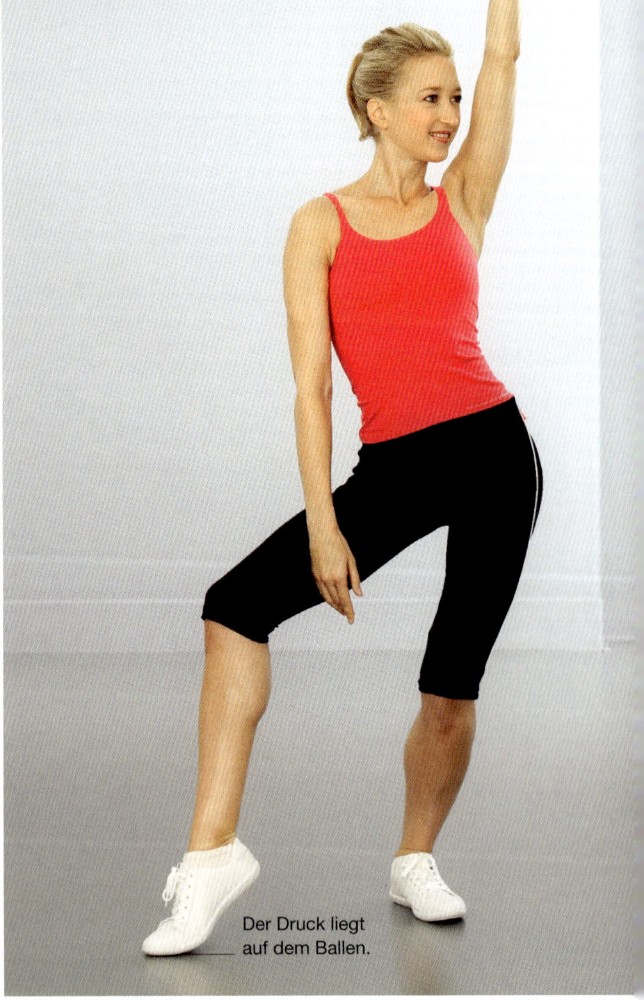

Der Druck liegt auf dem Ballen.

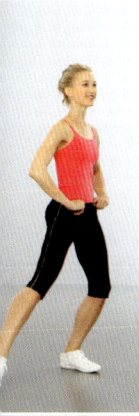

19 **Step Touch 2** Step Touch 1 (Schritte 13 und 14) 8-mal wiederholen. Bei der 9. Wiederholung mit dem rechten Fuß auftippen, die rechte Schulter nach vorn drehen, Arme nach unten ausstrecken und mit den Fingern schnippen. Die Sequenz zur anderen Seite durchführen (siehe Abbildung). Insgesamt 8-mal wiederholen.

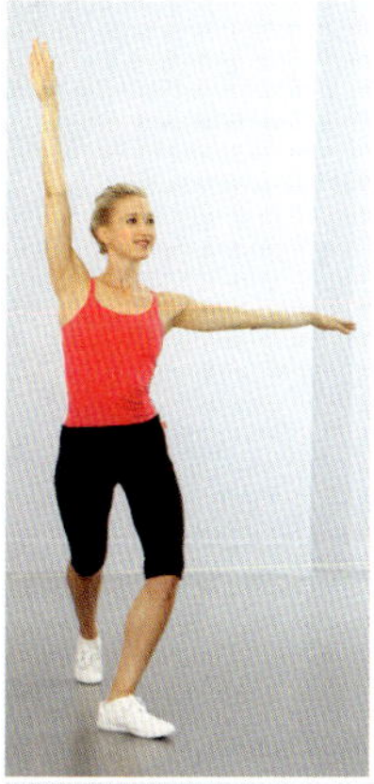

20 **Ball Change 3** Ball Change 2 (Schritt 15) 4-mal wiederholen. Linkes Bein hinten kreuzen, linken Arm nach oben, rechten Arm zur Seite strecken. Rechten Fuß anheben und wieder aufsetzen. Den Kreuzschritt auflösen und die Arme senken. Bevor Sie die Bewegung zur anderen Seite machen, ein-mal hochsprin-gen. 4-mal wiederholen.

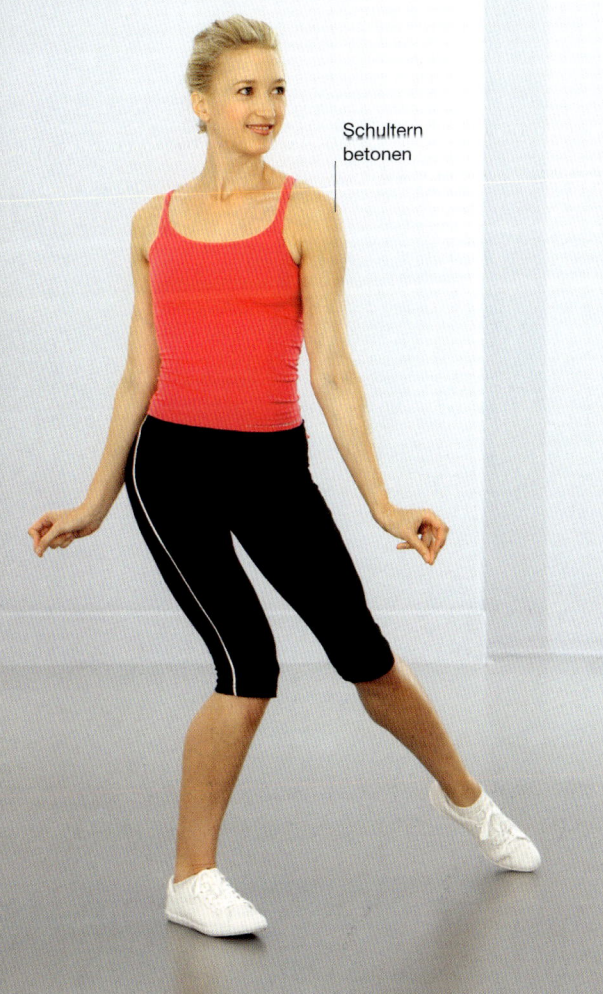

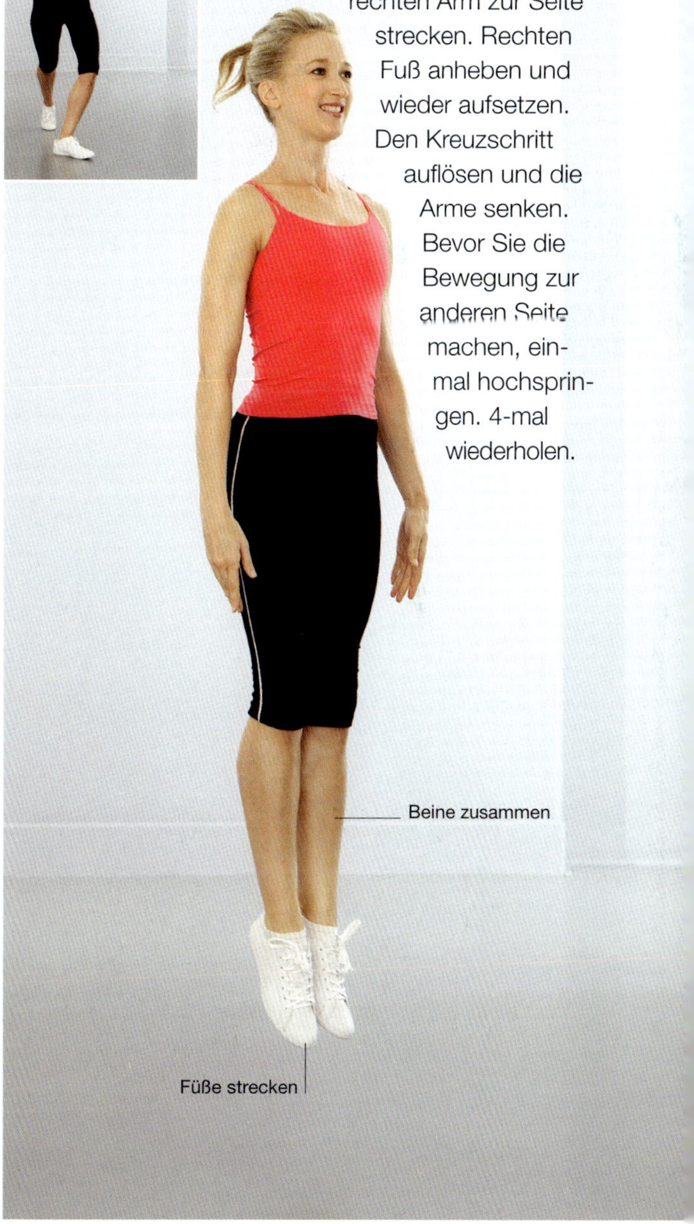

Schultern betonen

Beine zusammen

Füße strecken

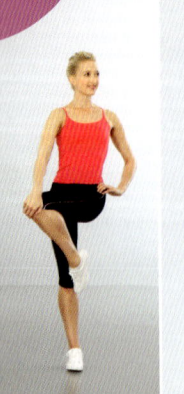

21 **Cross Touch 3** Cross Touch 2 (Schritt 16) 4-mal wiederholen. Linkes Bein vor dem rechten kreuzen, rechtes Bein zur Seite strecken und Arme auf Schulterhöhe ausstrecken. Linken Fuß heben und wieder absetzen. Auf den linken Fuß springen. Das rechte Knie anwinkeln und mit der linken Hand umfassen. Die Sequenz zur anderen Seite durchführen. 4-mal wiederholen.

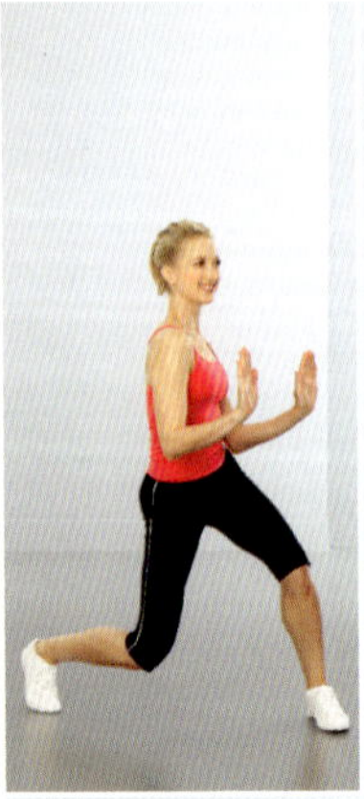

22 **Box Step 3** Box Step 2 (Schritt 17) 8-mal wiederholen. Mit rechts einen Schritt vor, linke Schulter nach vorn drehen und beide Hände abwinkeln. Linken Fuß nach vorn setzen, rechte Schulter dreht mit. Die Hände bleiben angewinkelt.

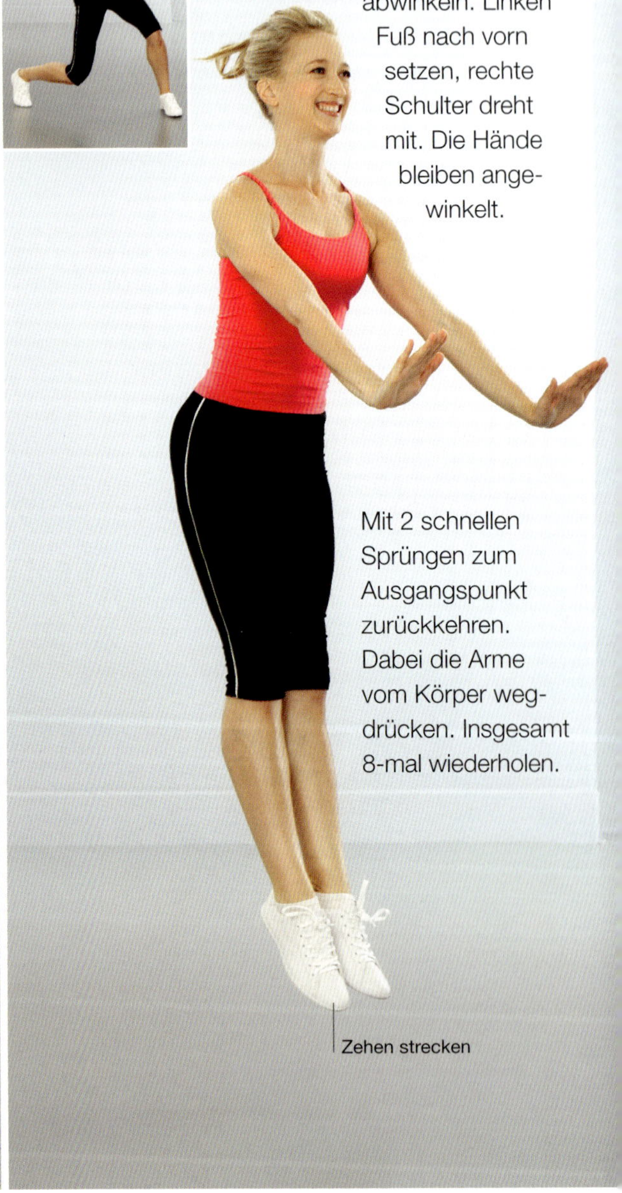

Mit 2 schnellen Sprüngen zum Ausgangspunkt zurückkehren. Dabei die Arme vom Körper wegdrücken. Insgesamt 8-mal wiederholen.

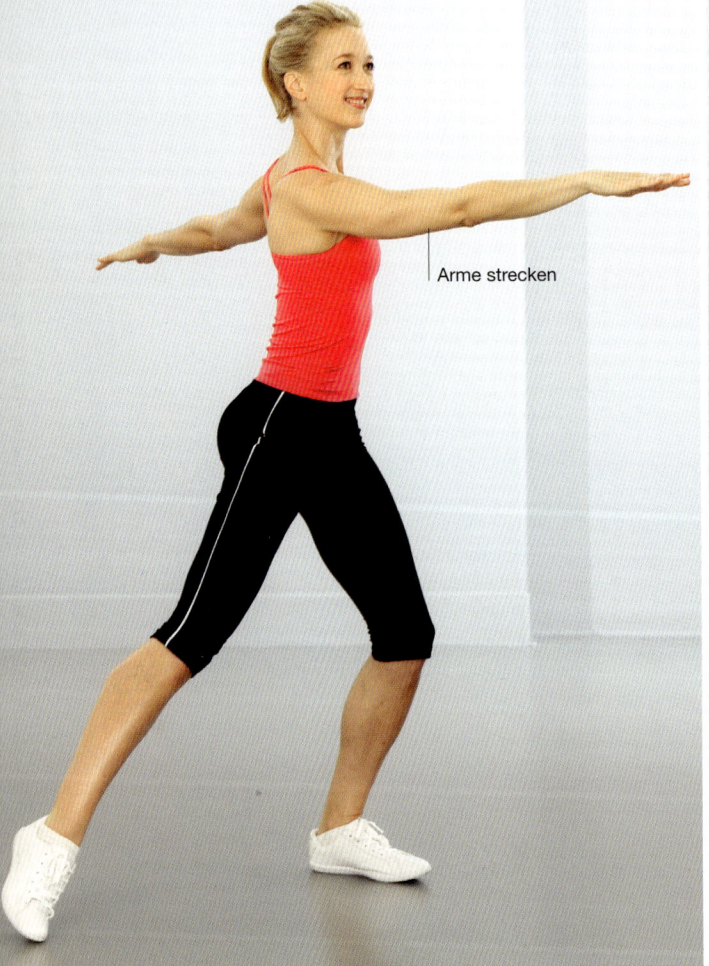

Arme strecken

Zehen strecken

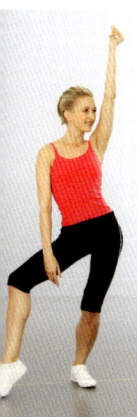

23 **Grapevine 3** Grapevine 2 (Schritt 18) 4-mal wiederholen. Sidestep nach rechts, mit links hinten kreuzen, Sidestep nach rechts. Fersen anheben und beide Arme hochstrecken. Auf den Zehenspitzen stehend, die Knie beugen und die Arme fallen lassen. Insgesamt 4-mal wiederholen.

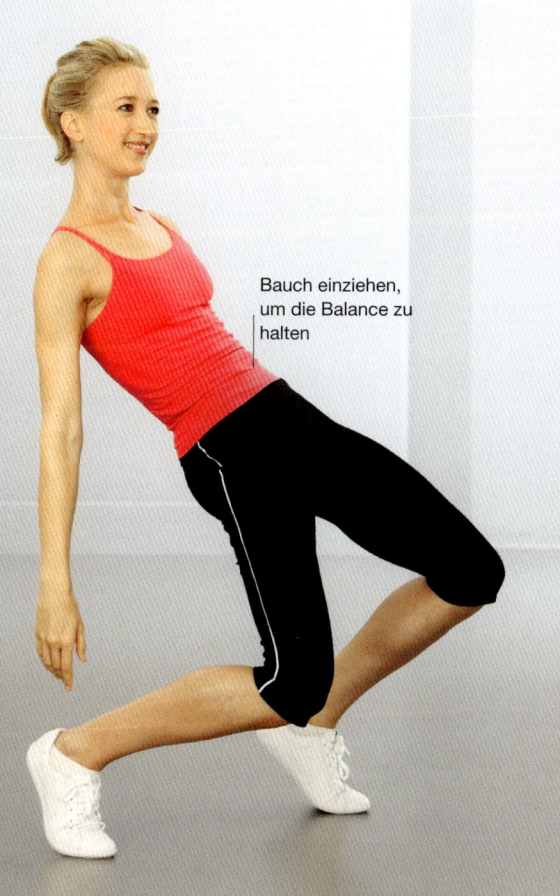

Bauch einziehen, um die Balance zu halten

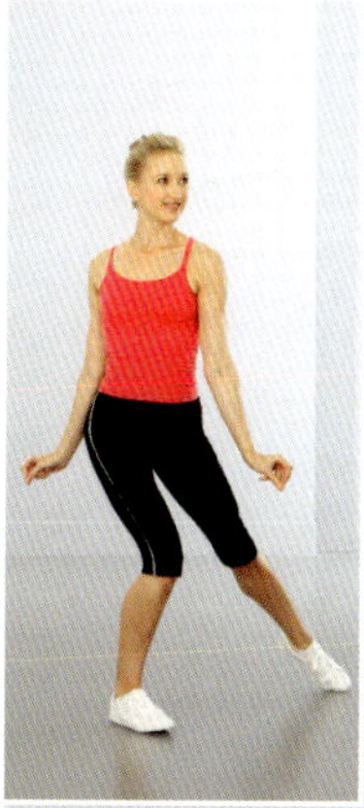

24 **Step Touch 3** Step Touch 2 (Schritt 19) 8-mal wiederholen. Füße schließen, Arme hängen locker. Rechten Ellbogen beugen und Sprung. Das rechte Bein zur Seite strecken und beide Fersen senken. Gleichzeitig den rechten Arm senken und mit den Fingern schnippen. Mit einem Sprung die Füße schließen. Arme locker senken und die Sequenz zur anderen Seite wiederholen. 8-mal wiederholen.

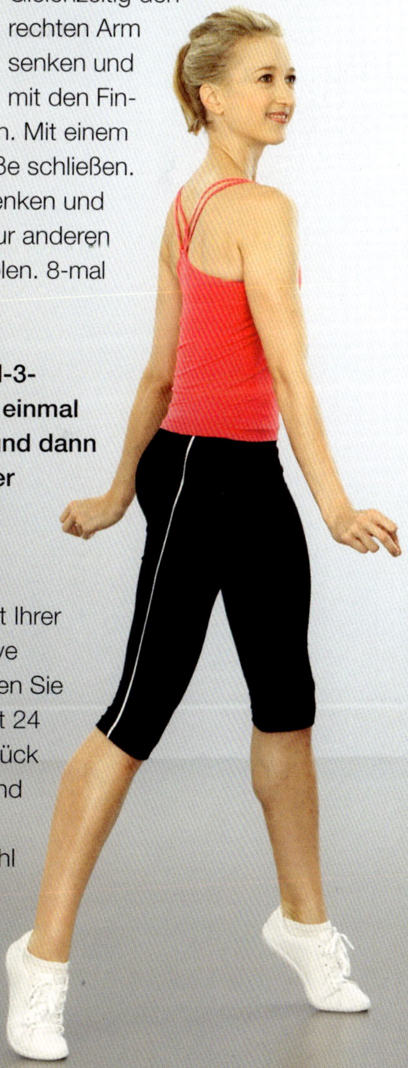

Nun alle Level-3-Schritte noch einmal durchführen und dann in umgekehrter Reihenfolge wiederholen. Sie haben nun den Höhepunkt Ihrer Belastungskurve erreicht. Arbeiten Sie sich, mit Schritt 24 beginnend, zurück bis Schritt 5, und halbieren Sie dabei die Anzahl der Wiederholungen, um die Herzfrequenz allmählich wieder zu senken.

>> # Kräftigen & Dehnen Bauch/
Oberschenkel

25 **Bauch** Gehen Sie in Rückenlage, der Kopf ruht in den Händen, die Beine sind aufgestellt, die Füße hüftbreit auseinander. Einatmen. Mit dem Ausatmen Bauchmuskeln anspannen und Kopf und Schultern vom Boden heben. 2 Beats halten, 2 Beats entspannen. 4-mal wiederholen. Weitere 8 Wiederholungen in doppeltem Tempo auf jeweils einen Beat durchführen. Heben Sie den Oberkörper mit der Kraft der Bauchmuskeln, nicht der Arme!

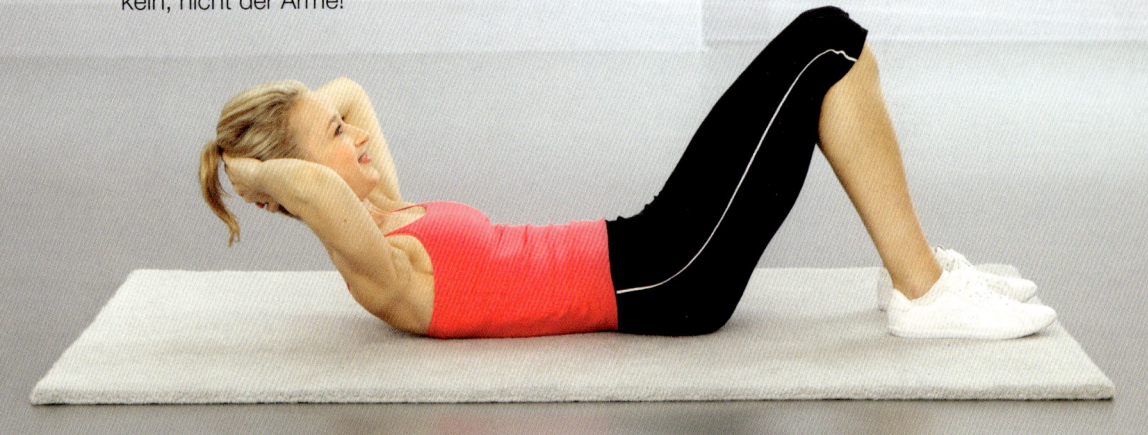

26 **Oberschenkel** Drehen Sie sich auf die rechte Seite. Die Knie liegen im rechten Winkel vor dem Körper. Der rechte Arm ist gestreckt und dient als Unterlage für den Kopf. Den linken Fuß parallel zum Boden mit der Hand sanft zum Po ziehen, um die Vorderseite des Oberschenkels zu dehnen. Der Rücken bleibt stets lang und gerade.

Knie auf einer Höhe mit der Hüfte

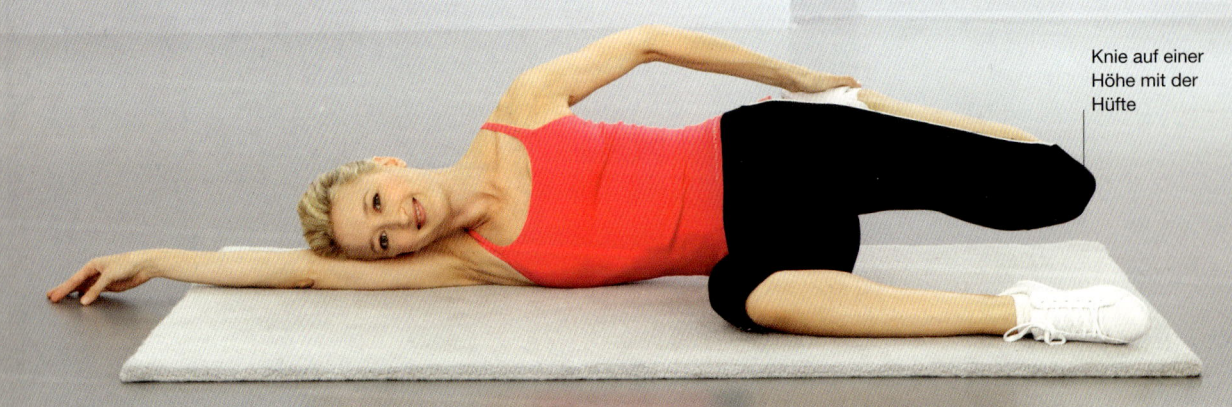

Jazz Dance auf einen Blick

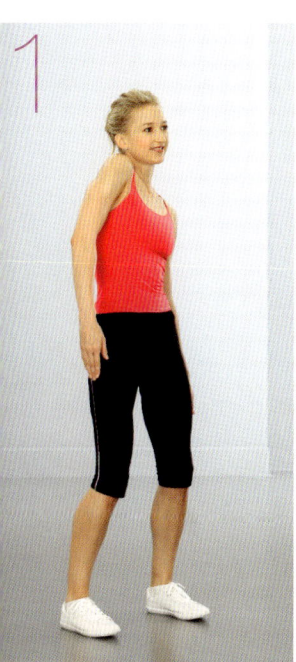

1 ▲ **Warm-up** Schulter-kreisen, Seite 68

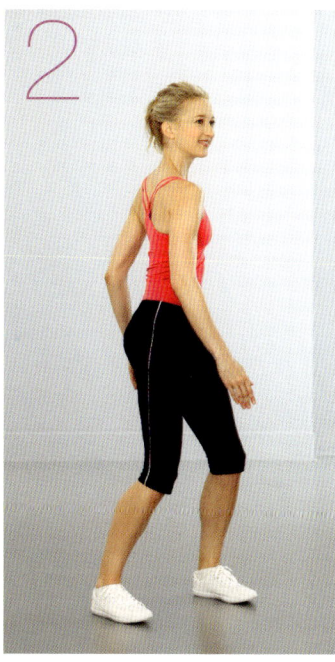

2 ▲ **Warm-up** Rumpf-drehen, Seite 68

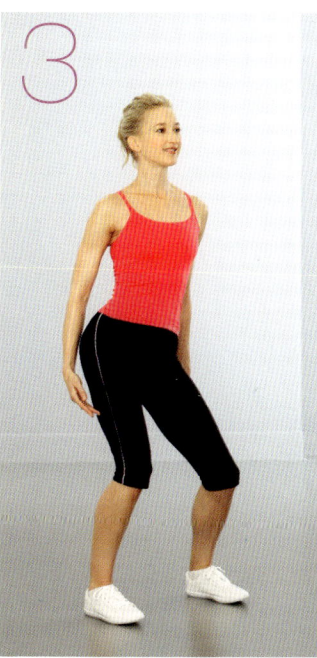

3 ▲ **Warm-up** Hüftschwung, Seite 69

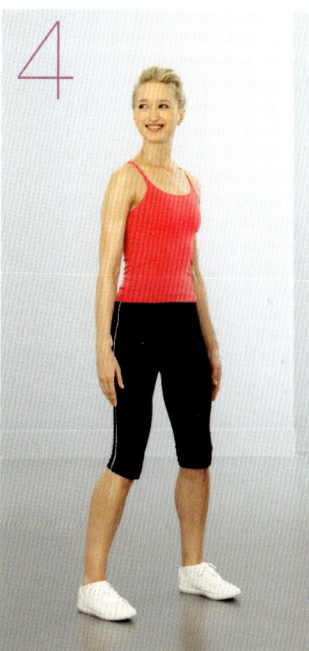

4 ▲ **Warm-up** Kopfdrehen, Seite 69

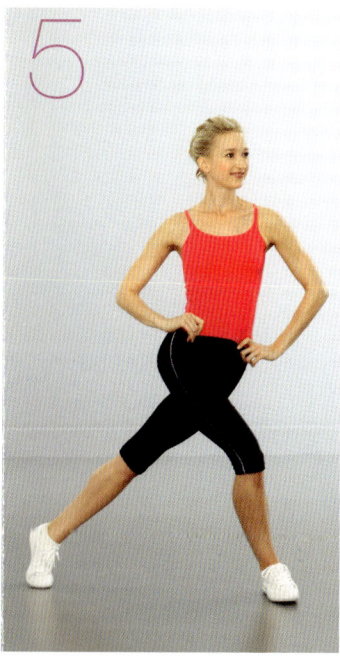

5 ▲ **Aerobic** Ball Change 1, Seite 70

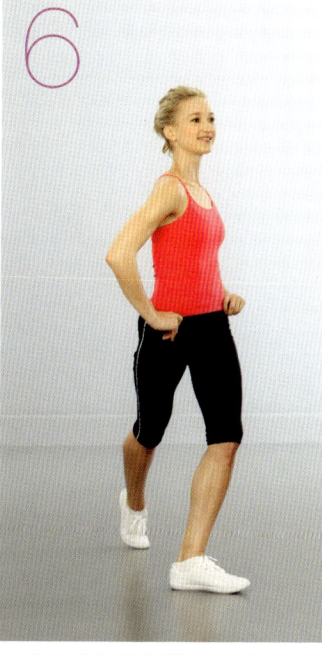

6 ▲ **Aerobic** Ball Change 1, Seite 70

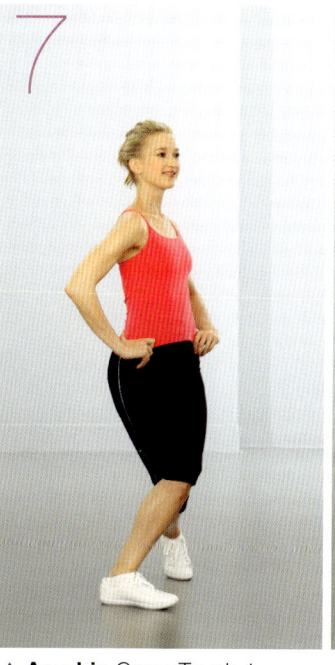

7 ▲ **Aerobic** Cross Touch 1, Seite 71

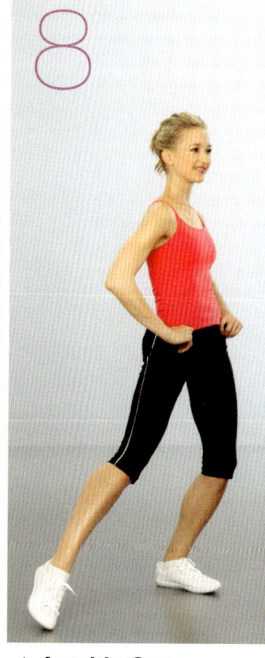

8 ▲ **Aerobic** Cross Touch 1, Seite 71

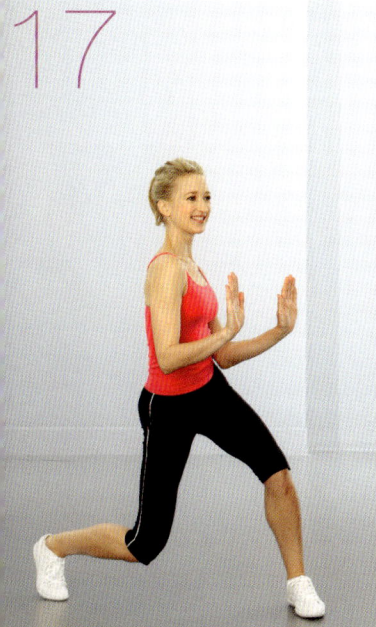

17 ▲ **Aerobic** Box Step 2, Seite 76

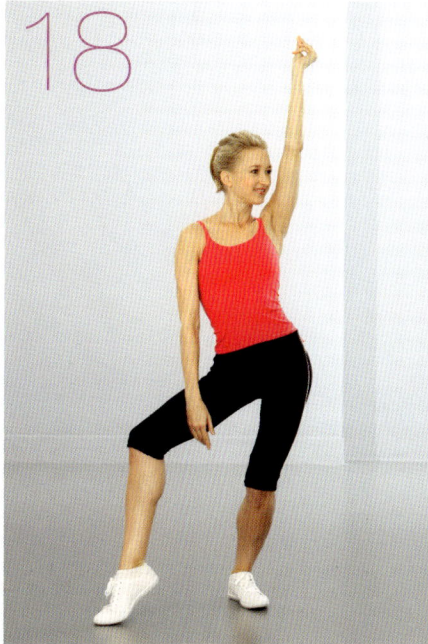

18 ▲ **Aerobic** Grapevine 2, Seite 76

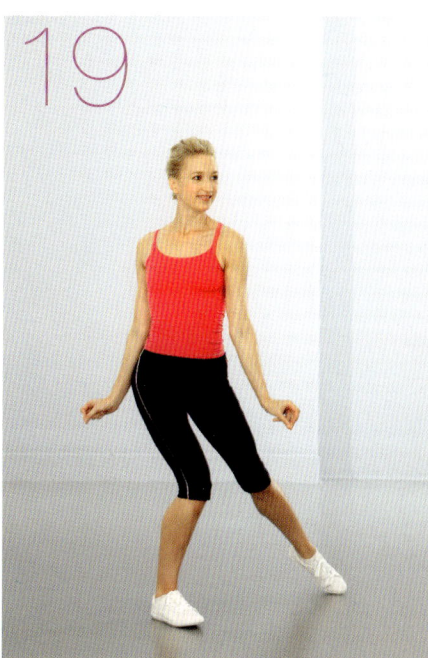

19 ▲ **Aerobic** Step Touch 2, Seite 77

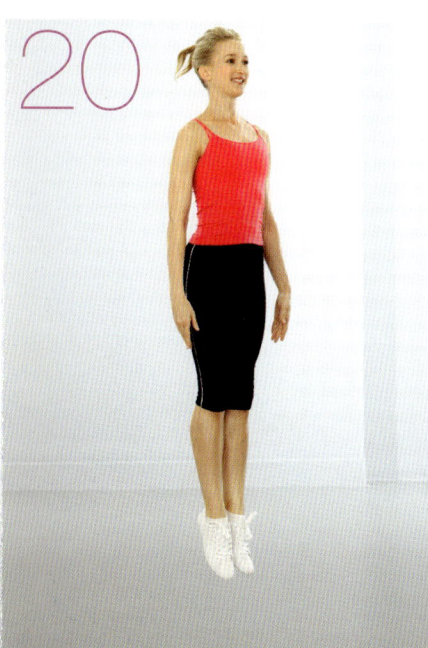

20 ▲ **Aerobic** Ball Change 3, Seite 77

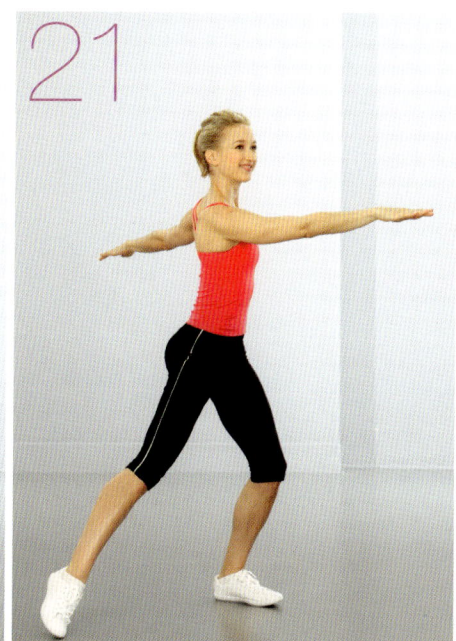

21 ▲ **Aerobic** Cross Touch 3, Seite 78

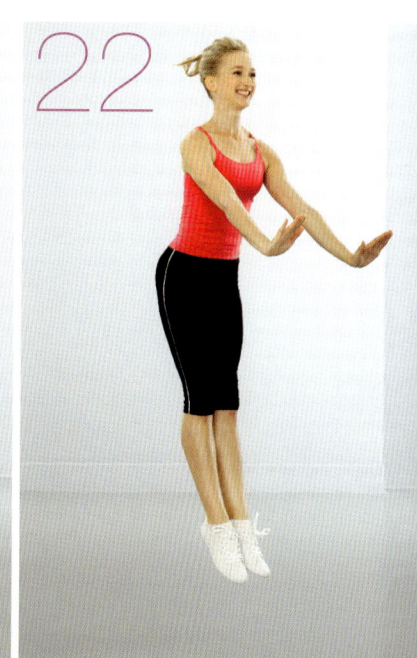

22 ▲ **Aerobic** Box Step 3, Seite 78

>> **Kräftigen & Dehnen** Rücken/
Oberschenkel

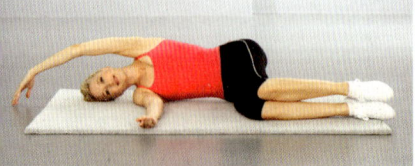

27 **Rücken** Das linke Bein auf das rechte legen und
die Arme gerade vor dem Körper ausstrecken.
Den linken Arm über dem Kopf heben und kreisen.
Dabei die Knie geschlossen und die Hüfte gerade halten (siehe
kleine Abbildung). Dann den linken Arm seitlich ablegen. Mit
dem Kopf der Bewegung des linken Arms folgen und in die
Dehnung entspannen. Auf die linke Seite rollen und Schritte 26
und 27 wiederholen.

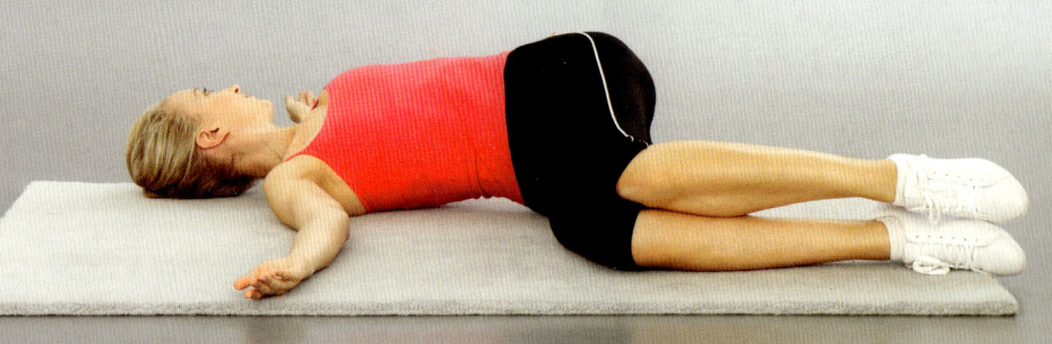

28 **Hintere Oberschenkelmuskulatur**
Auf den Rücken rollen, Arme neben
dem Körper ausstrecken, Beine
aufstellen. Die Füße sind hüftbreit auseinander.
Das rechte Bein nach oben strecken und mit
beiden Händen locker umfassen. Tief atmen
und das Bein langsam zur Brust ziehen, um die
hintere Oberschenkel-
muskulatur zu
dehnen. Auf der
anderen Seite
wiederholen.

Oberschenkel-
rückseite dehnen

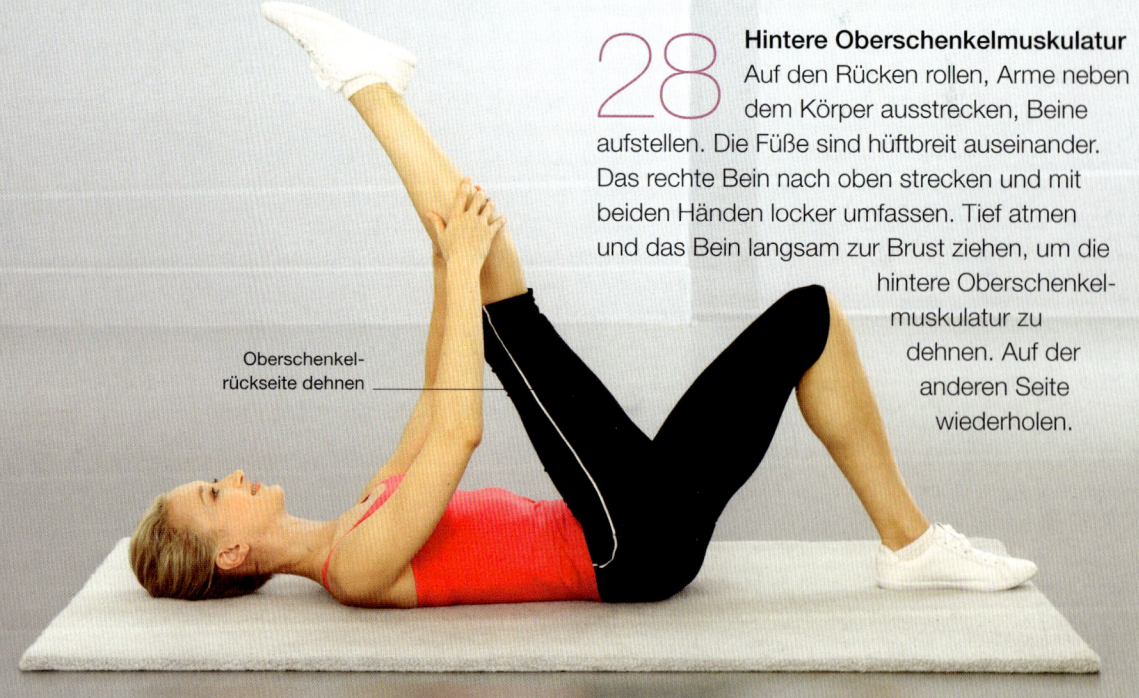

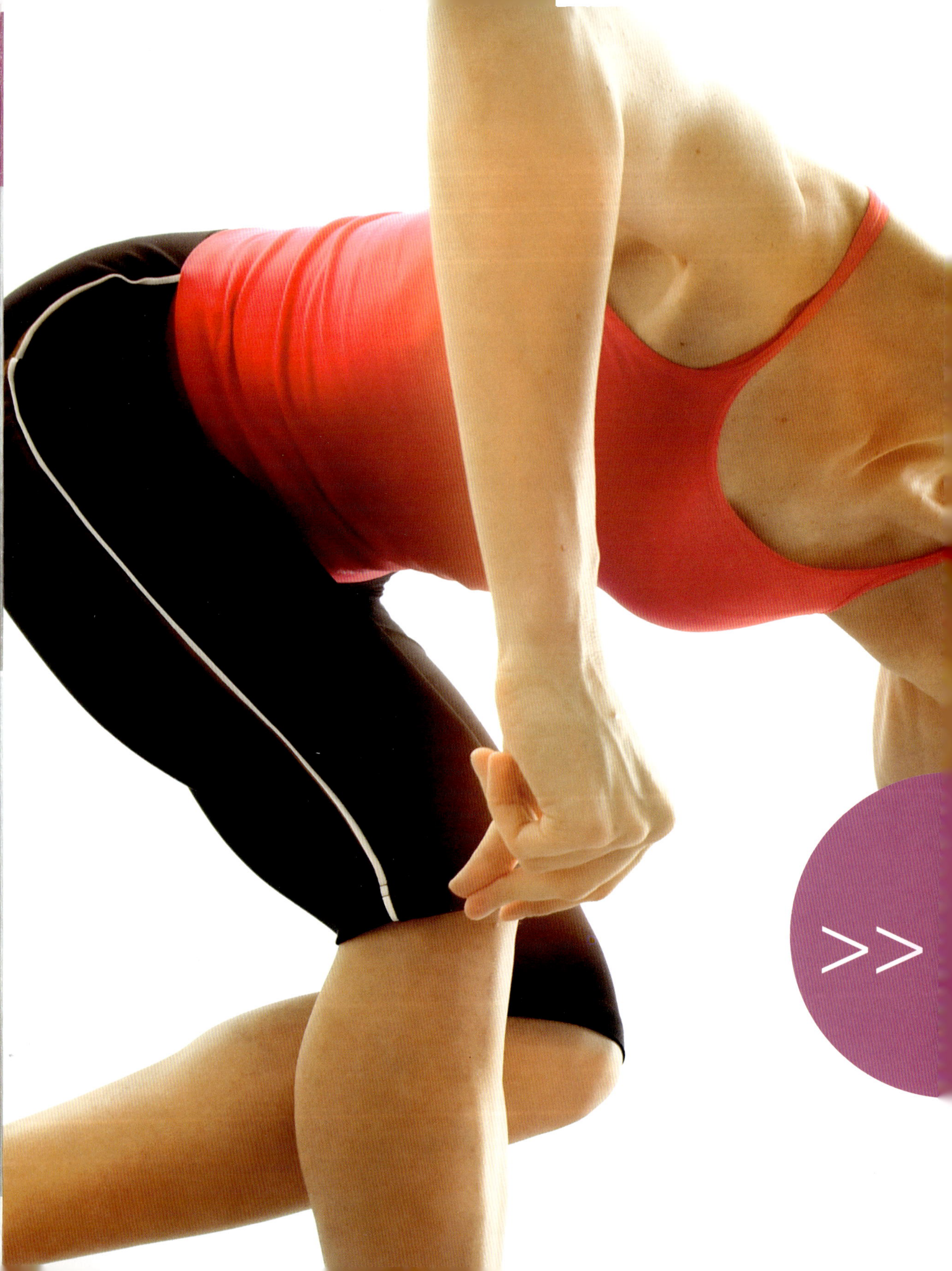

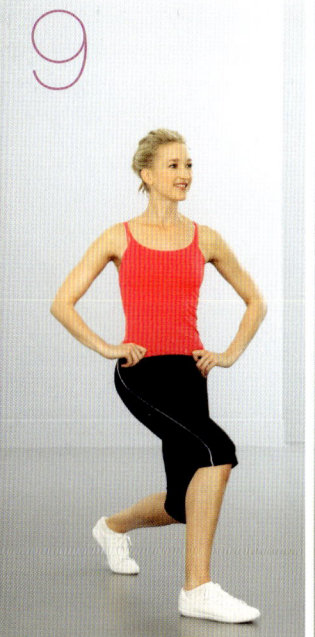

▲ **Aerobic** Box Step 1, Seite 72

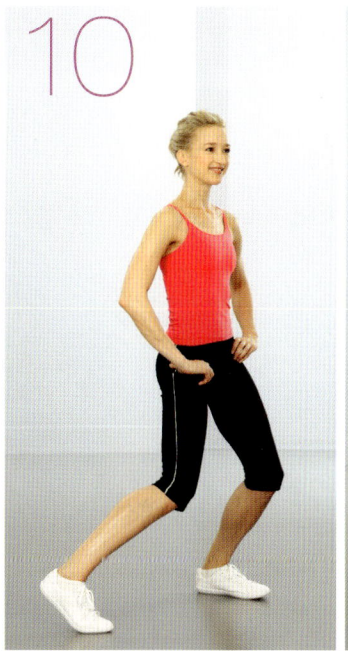

▲ **Aerobic** Box Step 1, Seite 72

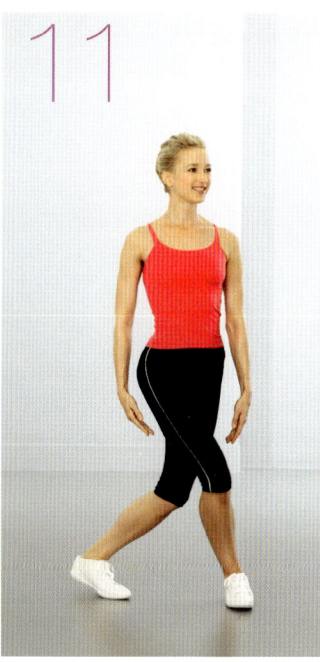

▲ **Aerobic** Grapevine 1, Seite 73

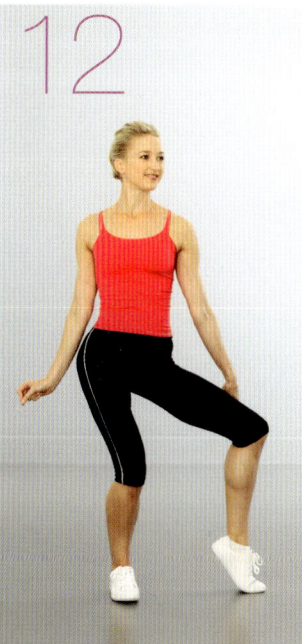

▲ **Aerobic** Grapevine 1, Seite 73

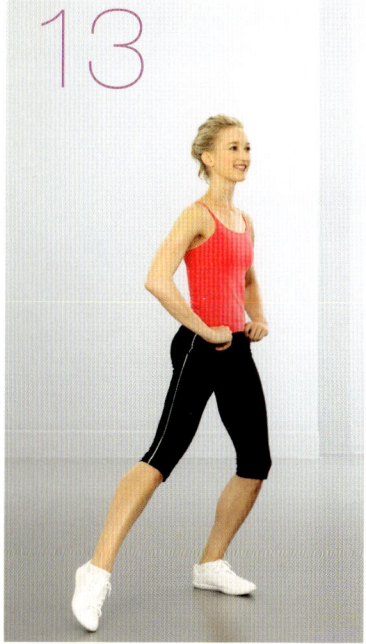

▲ **Aerobic** Step Touch 1, Seite 74

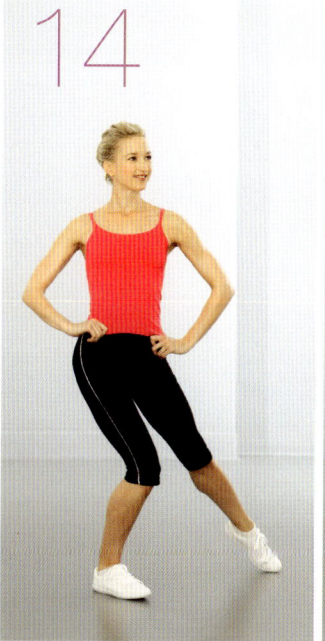

▲ **Aerobic** Step Touch 1, Seite 74

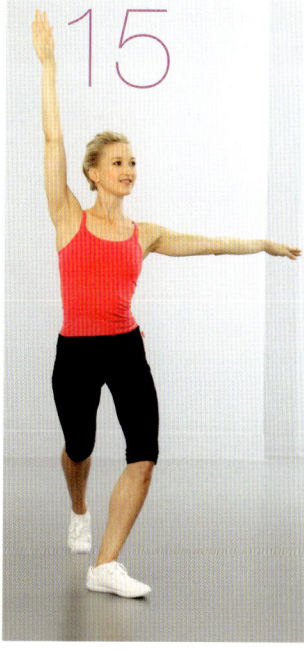

▲ **Aerobic** Ball Change 2, Seite 75

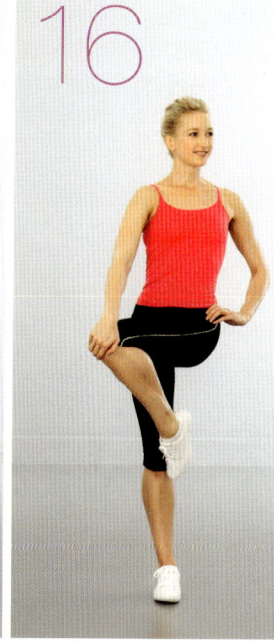

▲ **Aerobic** Cross Touch 2, Seite 75

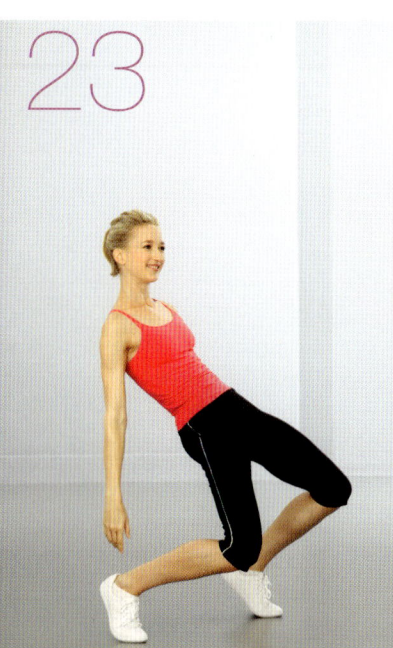

▲ **Aerobic** Grapevine 3, Seite 79

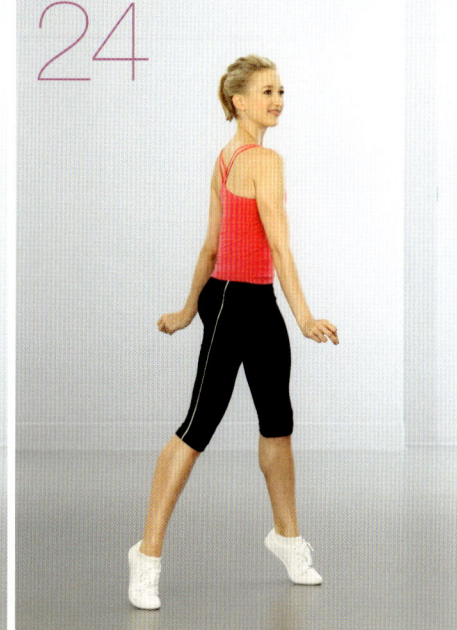

▲ **Aerobic** Step Touch 3, Seite 79

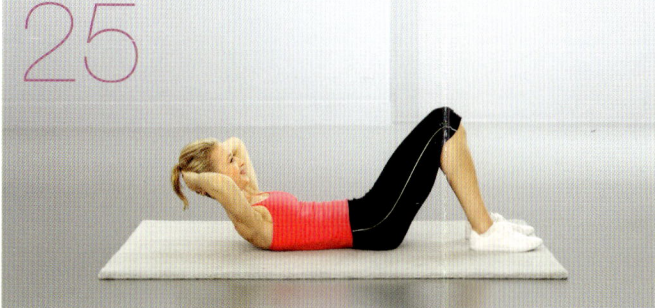

▲ **Kräftigen & Dehnen**
Bauch, Seite 80

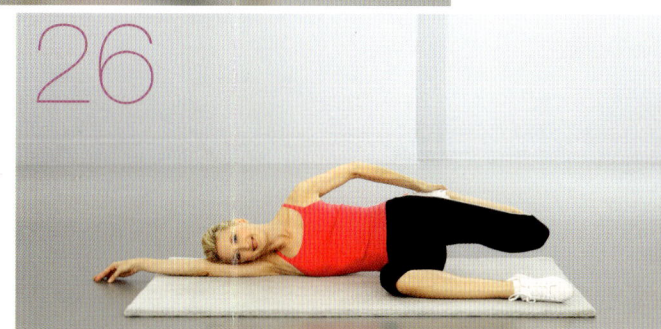

▲ **Kräftigen & Dehnen**
Oberschenkel, Seite 80

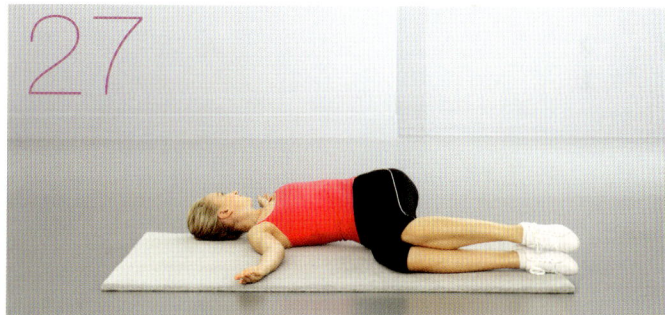

▲ **Kräftigen & Dehnen**
Rücken, Seite 81

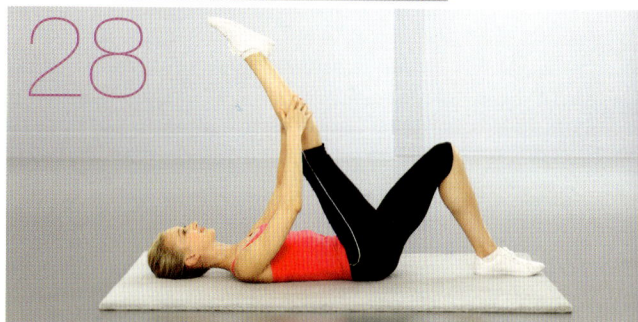

▲ **Kräftigen & Dehnen** Oberschenkel, Seite 81

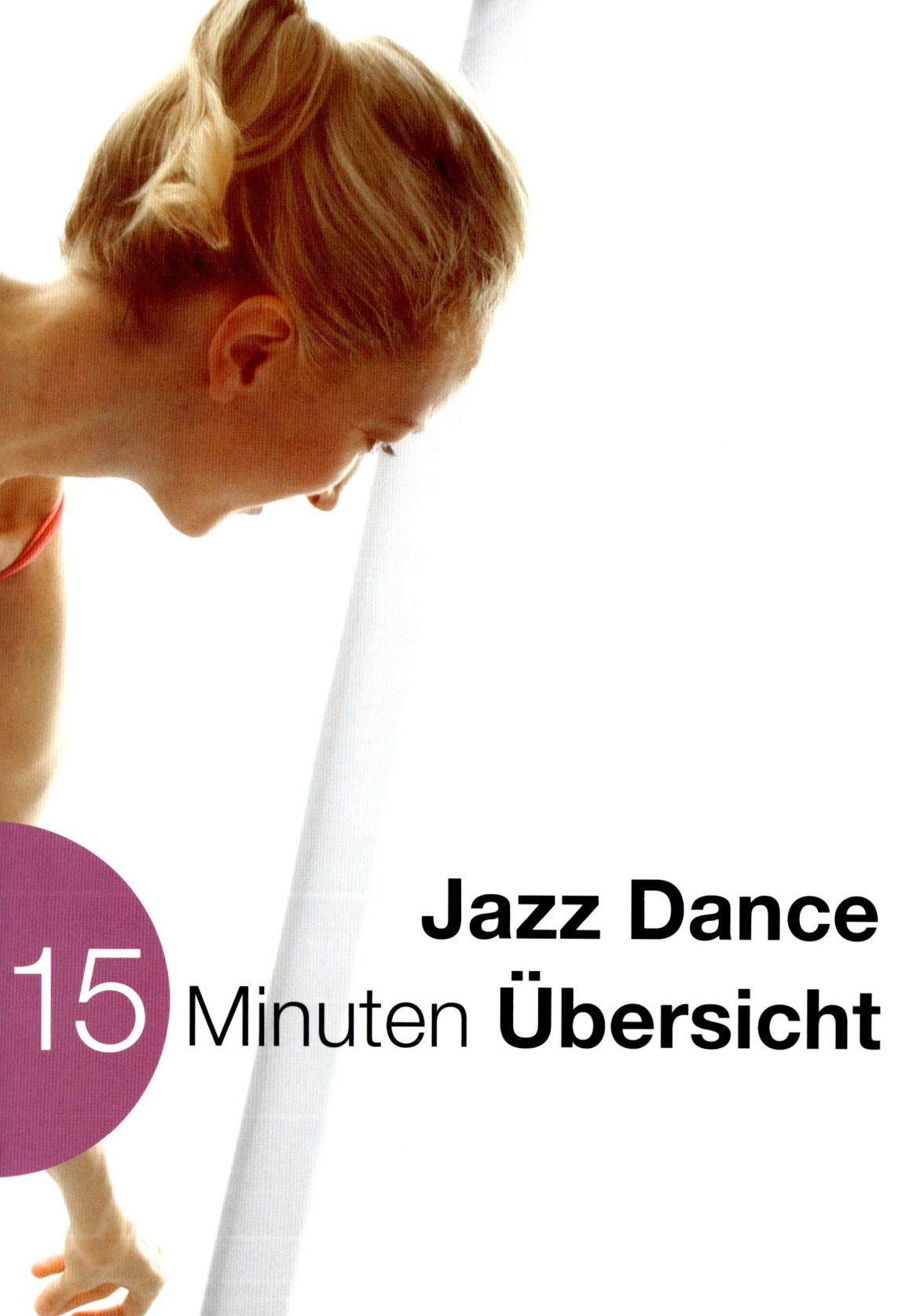

Jazz Dance

15 Minuten Übersicht

>> Fragen & Antworten

Jazz Dance stärkt Herz und Lunge und legt den Akzent auf Hand-, Schulter- und Beckenbewegungen. Achten Sie darauf, dass der Charakter dieses Tanzes auch bei den schwierigeren Schritten erhalten bleibt. Stellen Sie sich vor, Sie seien Liza Minelli in *Cabaret*. Befolgen Sie die Tipps auf diesen Seiten, und Sie finden problemlos den richtigen Rhythmus.

>> Was bewirkt der »Grapevine«?

Der »Grapevine« ist eine Koordinationsübung für Beine, Arme, Schultern und Finger – und damit auch ein gutes Training fürs Gehirn. Die Armbewegungen verleihen den Schritten zusätzliche Intensität. Die Schrittfolge beschleunigt die Herzfrequenz und wärmt den Körper auf. Versuchen Sie möglichst ausladende Schritte zu machen, um Beine, Herz und Lunge richtig in Schwung zu bringen.

Bei »Cross Touch 1« gerate ich leicht aus dem Takt. Was soll ich tun?

>> Üben, üben, üben! Beginnen Sie langsam, und üben Sie, zunächst ohne Musik, nur die Schritte. Steigern Sie allmählich die Geschwindigkeit. Wenn Sie sich sicher genug fühlen, versuchen Sie es mit Musik. Sie werden sehen, wie schnell Sie den Rhythmus finden.

Den Workout schaffe ich – aber nicht alle Sprünge. Ist das ein Problem?

>> Das ist völlig in Ordnung. Jeder von uns hat eine andere Ausgangsbasis. Manche Menschen sind erfahrene Tänzer, andere womöglich passionierte Jogger, wieder andere komplette Anfänger. Wichtig ist, sich beim Erlernen einer neuen Fähigkeit nicht sofort zu be- und somit zu verurteilen. Bleiben Sie offen, damit Ihnen das Lernen neuer Bewegungsabfolgen stets Spaß macht.

>> Kann ich die Arme bei »Ball Change 2« und »Ball Change 3« nicht auf der Hüfte lassen?

Natürlich, aber dann lassen Sie sich die Gelegenheit entgehen, die Arme spielerisch zu kräftigen. Versuchen Sie, die Arme anzuspannen und im Takt der Musik zu bewegen, auch wenn es nicht gleich perfekt aussieht. Im Laufe der Zeit werden Sie feststellen, dass Ihre Koordination sich verbessert. Keine Angst vor dem nächsten Level!

>> Wie kann ich die Arme bei »Grapevine 3« kontrollieren?

Denken Sie daran, dass sämtliche Bewegungen von der Körpermitte ausgehen und von den Bauchmuskeln kontrolliert werden. Wenn Sie sich auf die Fußballen stellen und die Arme nach oben strecken, ziehen Sie den Bauch ein. Das Gleiche tun Sie, wenn Sie die Knie beugen und die Arme nach unten fallen lassen. In beiden Fällen hilft Ihnen das Anspannen der Bauchmuskeln, die Balance zu halten. Beugen Sie die Knie zunächst nur leicht. Wenn Sie sich sicherer fühlen, können Sie stärker in die Bewegung hineingehen.

>> Meine hinteren Oberschenkelmuskeln sind extrem verkürzt. Kann ich etwas dagegen tun?

Eine Verkürzung der hinteren Oberschenkelmuskulatur vermeidet man durch regelmäßiges Dehnen. Am besten tun Sie das täglich. Lassen Sie Ihren Muskeln Zeit, sich in der Dehnung zu entspannen. Wenn Sie täglich einige Dehnübungen durchführen, werden Sie schon bald Resultate sehen.

>> Beim »Box Step 2« fällt es mir schwer, Arme und Beine zu koordinieren.

Dieser Schritt ist knifflig und schnell, kann aber leicht in Teilschritte zerlegt werden. Üben Sie zunächst in langsamem Tempo die Beinarbeit, und versuchen Sie, dabei die Hand immer gegengleich vor und zurück zu bewegen. Wenn Sie diese Bewegung beherrschen, nehmen Sie die Arme hinzu. Gehen Sie bei den Vorwärtsschritten tief in die Knie. Wenn sich die Bewegung natürlicher anfühlt, versuchen Sie es mit Musik.

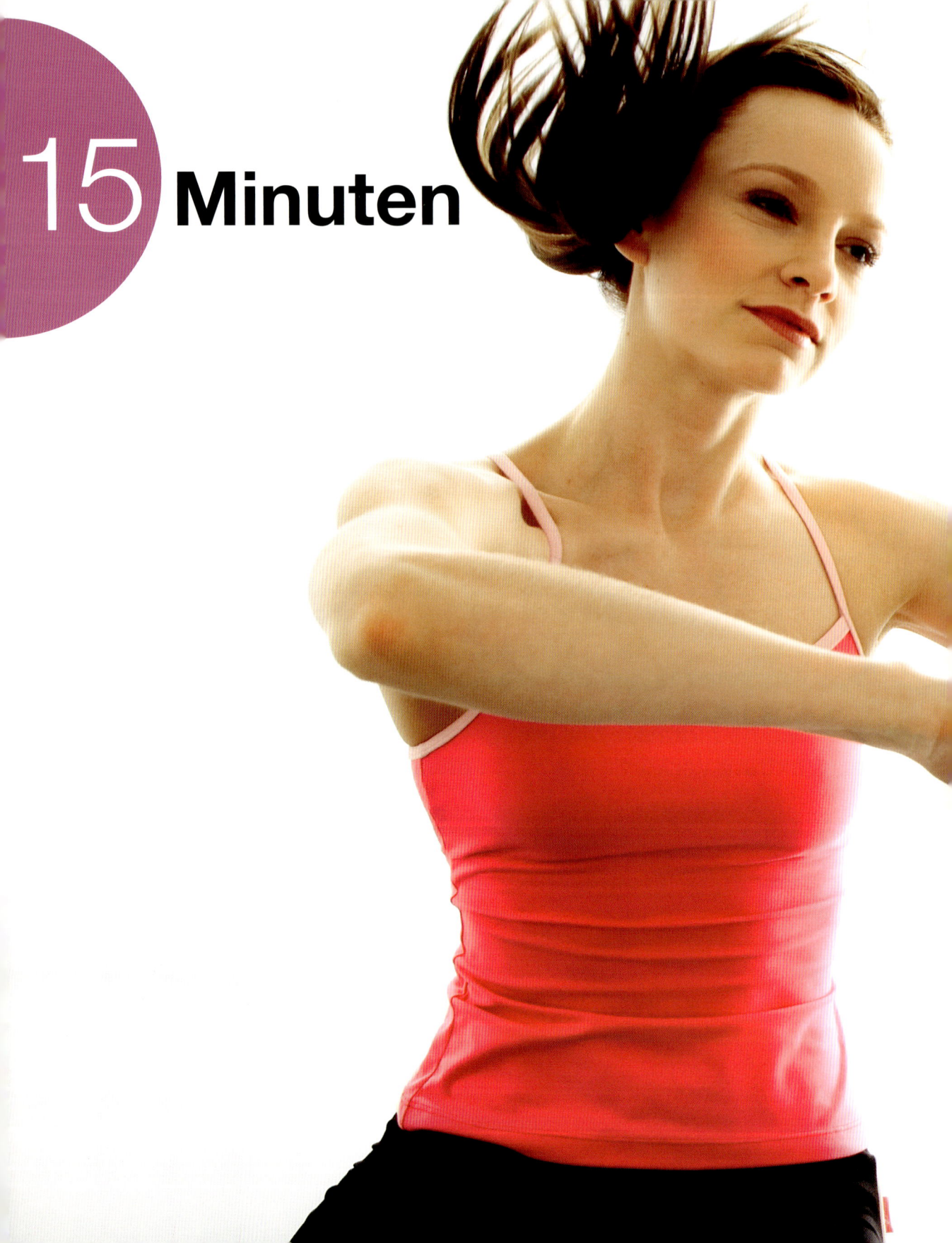

15 Minuten

Kraftvoll. Cool.
Präzise. Funky.
Bringen Sie ein
Lebensgefühl tanzend
zum Ausdruck.

Street Dance >>

>> **Warm-up** Schultern hochziehen/kreisen

1 **Schultern hochziehen** Füße stehen parallel und hüftbreit. Knie beugen, Gewicht auf den linken Fuß verlagern, Beine strecken und mit der rechten Fußspitze auftippen. Dabei die Schultern hochziehen. Füße zurück in Anfangsposition, Knie wieder beugen und Schultern senken. Dann zur anderen Seite (siehe Abbildung). Insgesamt 8-mal wiederholen.

2 **Schultern kreisen** Mit der Bein-arbeit fortfahren, doch nun bei jedem Fußtipp die Schultern kreisen. 8-mal vorwärts, 8-mal rückwärts wiederholen.

Schultern zu den Ohren ziehen

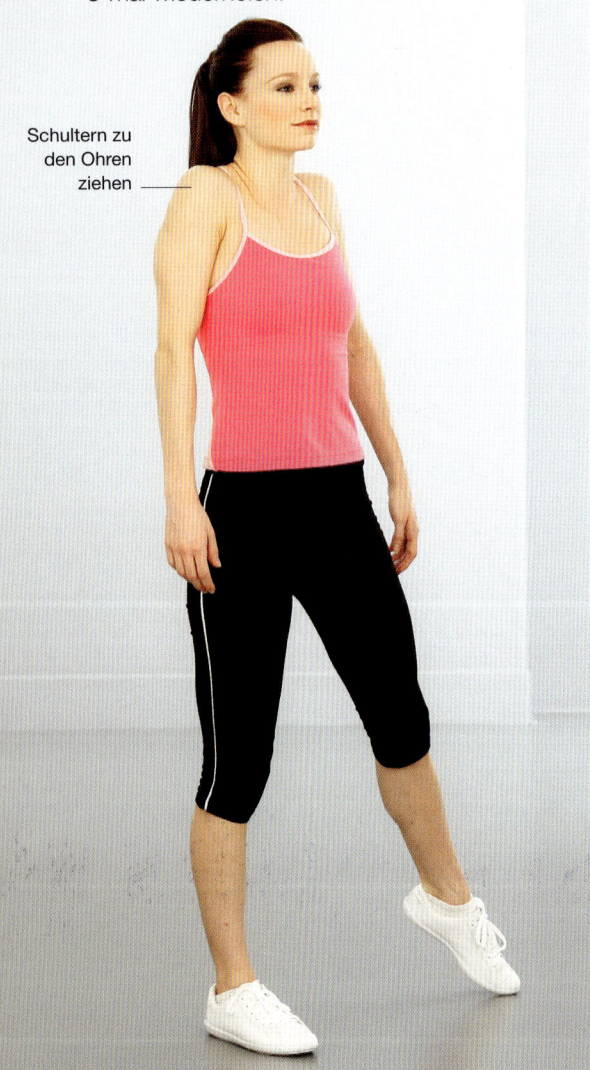

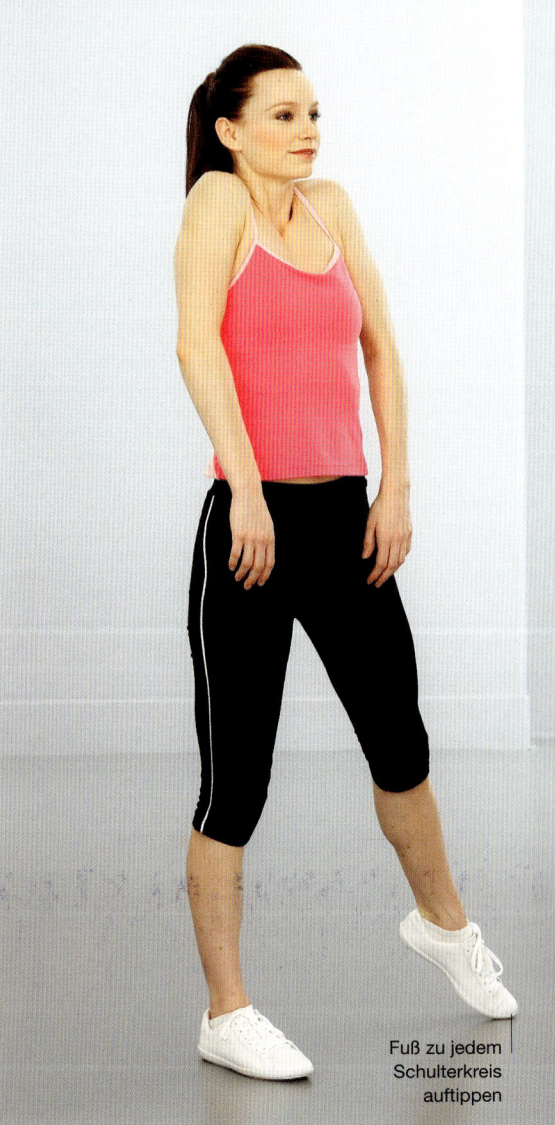

Fuß zu jedem Schulterkreis auftippen

3 **Seite dehnen** Die Füße sind parallel und hüftbreit auseinander. Mit dem Scheitel beginnend, den Oberkörper langsam nach rechts neigen. Die linke Hand gleitet die Rippen hinauf, die rechte seitlich am Oberschenkel zum Knie hinab. Oberkörper wieder aufrichten und die andere Seite dehnen. 2-mal wiederholen.

4 **Kopf drehen** Beine und Rücken strecken. Den Körper aufrichten, als wollten Sie mit dem Scheitel die Decke berühren. Den Kopf nach rechts drehen und über die Schulter blicken, dann zur Mitte zurück und nach links drehen. Insgesamt 4-mal wiederholen.

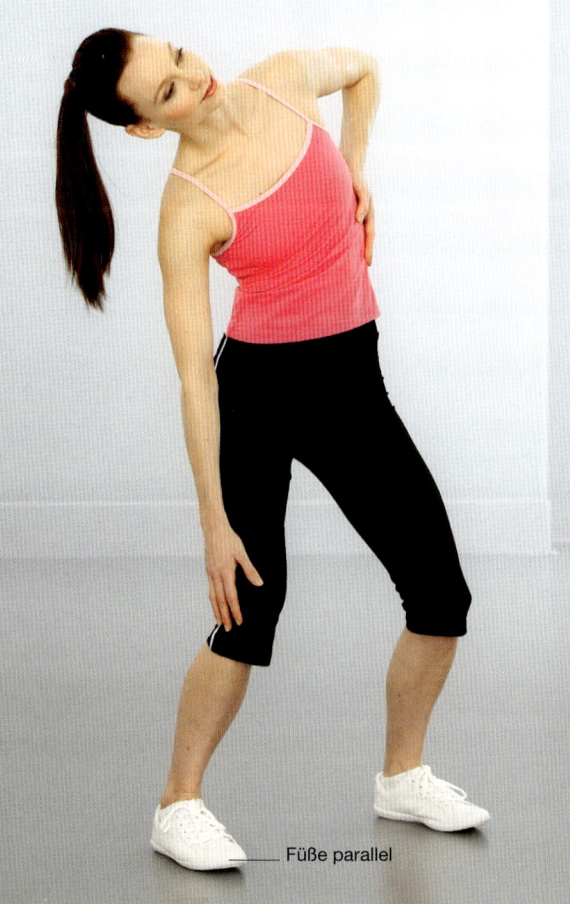

Füße parallel

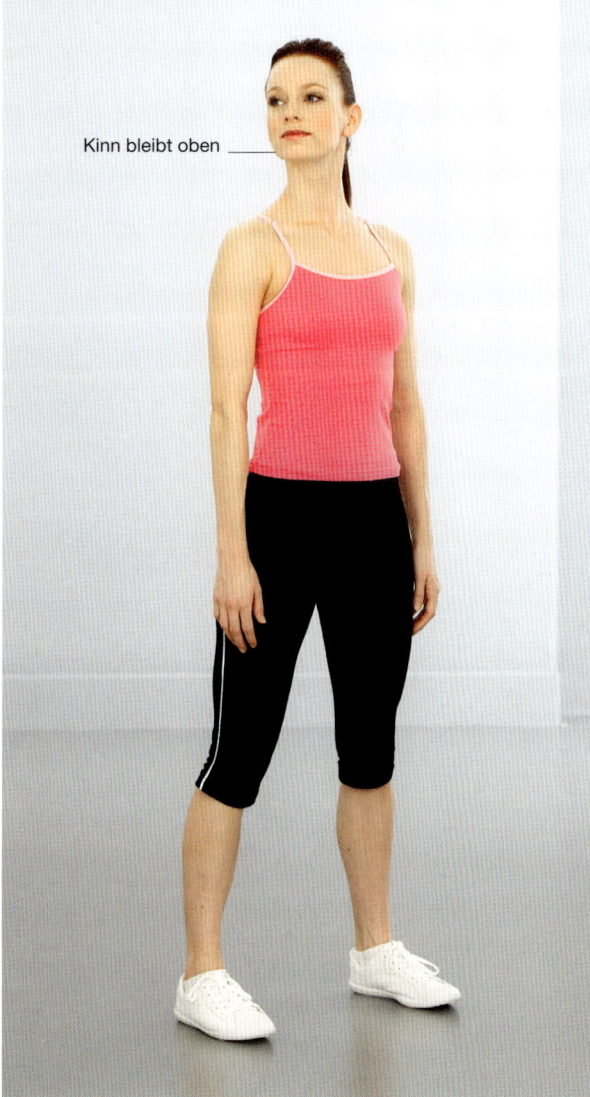

Kinn bleibt oben

>> **Aerobic** Box Step 1

5 **Box Step 1** Hände auf die Hüften legen und Füße schließen. Mit dem rechten Fuß einen Schritt nach vorn und ein wenig zur rechten Seite machen.

6 Nun den linken Fuß nach vorn und leicht nach links setzen. Mit dem rechten Fuß einen Schritt zurück in die Ausgangsposition, der linke Fuß zieht nach. Schritte 5 und 6 insgesamt 8-mal wiederholen.

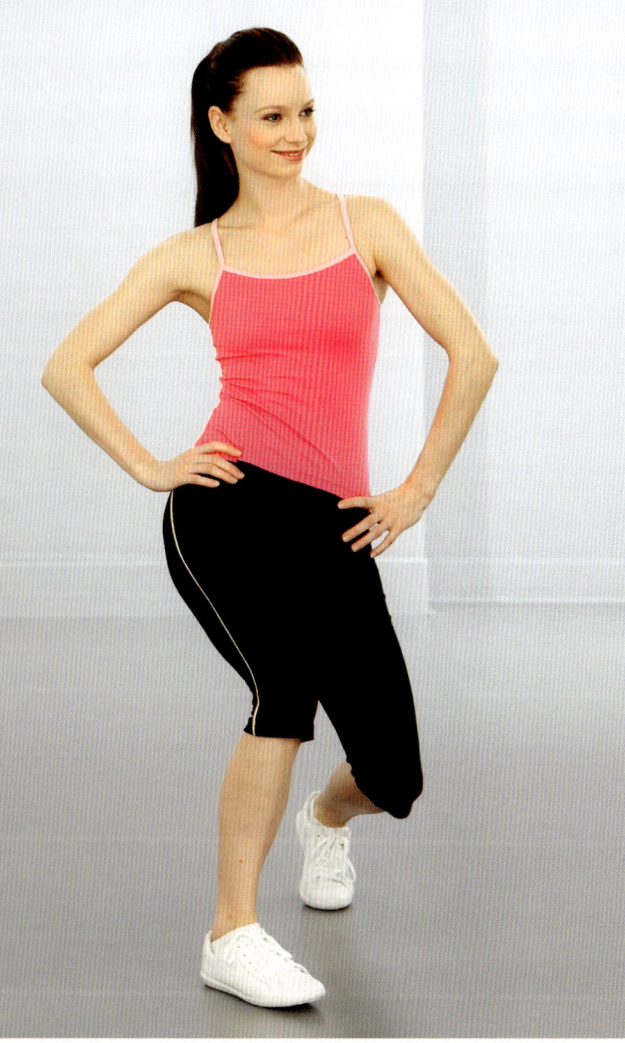

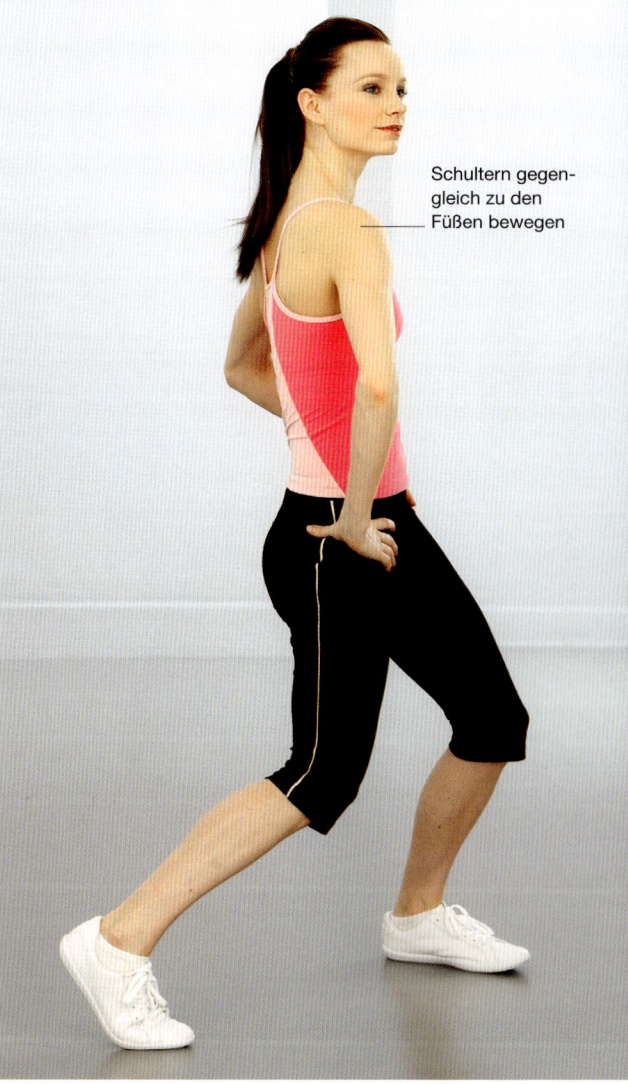

Schultern gegengleich zu den Füßen bewegen

>> **Aerobic** Ferse heben 1

7 **Ferse heben 1** Hände auf die Hüfen legen und Gewicht auf das rechte Bein verlagern. Das linke Bein nach hinten anwinkeln und den Fuß Richtung Po heben. Gleichzeitig den Bauchnabel zur Wirbelsäule ziehen, sodass der Rücken lang und gerade bleibt.

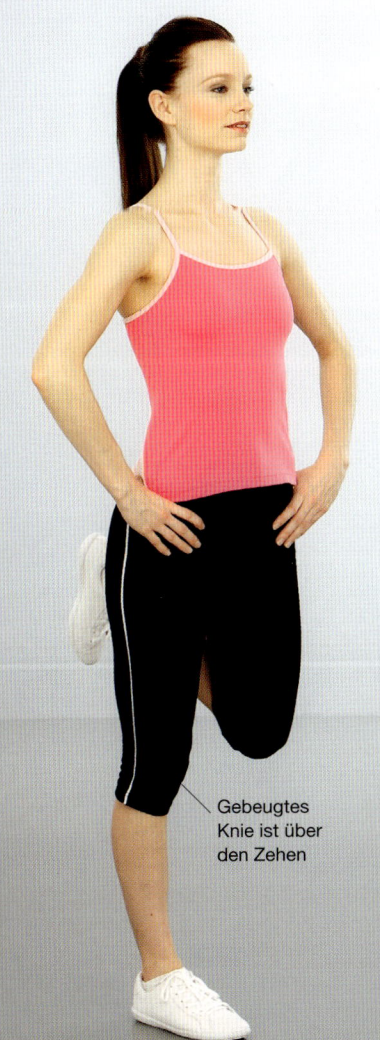

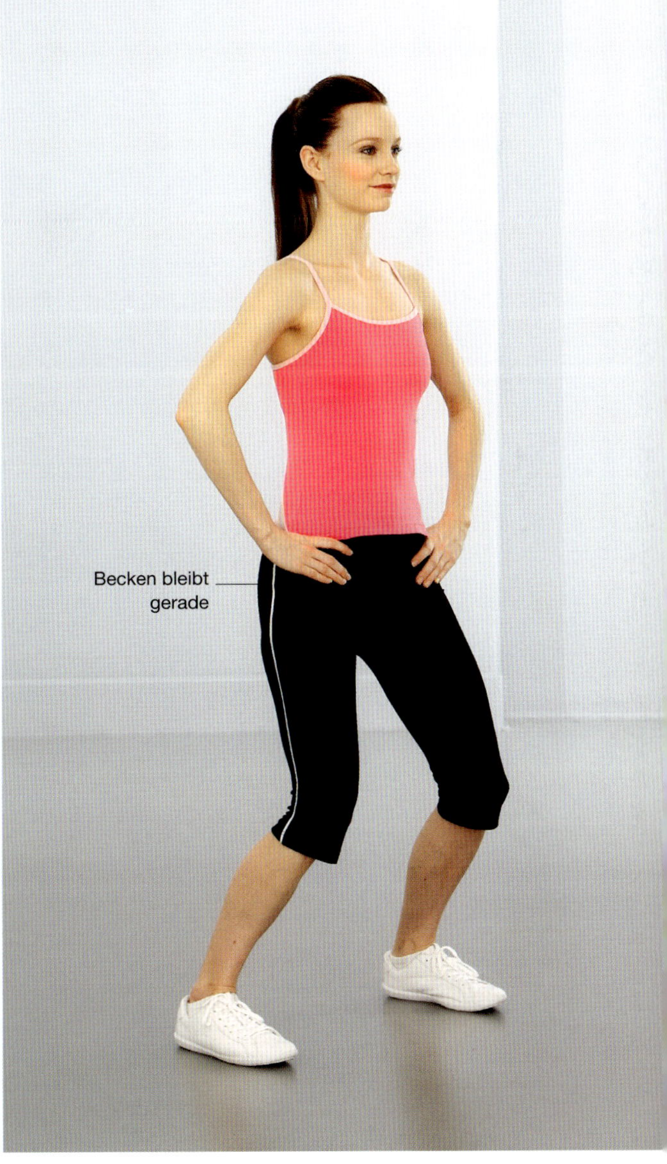

Gebeugtes
Knie ist über
den Zehen

8 Den linken Fuß hüftbreit neben dem rechten absetzen. Knie locker lassen. Die andere Ferse heben. Schritte 7 und 8 insgesamt 8-mal wiederholen.

Becken bleibt
gerade

>> **Aerobic** Grapevine 1

9 **Grapevine 1** Arme locker neben dem Körper hängen lassen, Hände sind auf Hüfthöhe. Mit rechts einen kleinen Schritt zur Seite machen.

10 Das linke Bein hinter dem rechten kreuzen, mit dem rechten Fuß einen weiteren kleinen Schritt nach rechts machen. Den linken Fuß anheben und mit den Zehen direkt neben dem rechten Fuß auftippen. Mit einem Sidestep nach links beginnend, die Sequenz zur anderen Seite durchführen. Schritte 9 und 10 insgesamt 4-mal wiederholen.

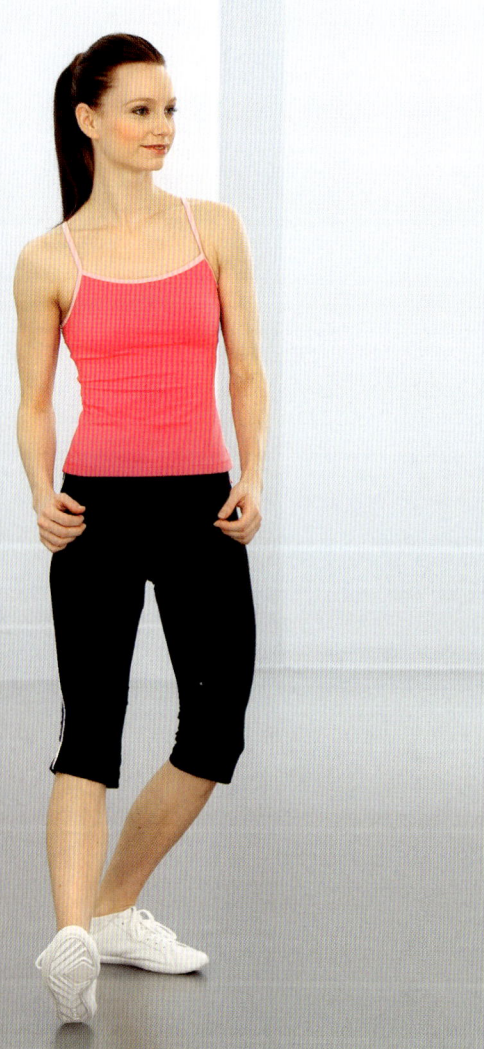

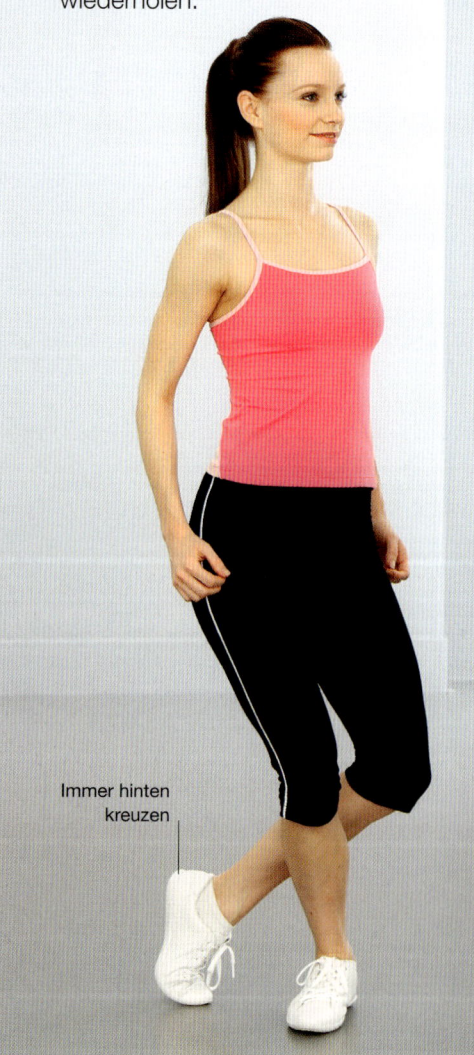

Immer hinten kreuzen

11 **Gehen 1** Die Arme entspannt neben dem Körper halten und vorwärts gehen. Mit rechts beginnen. 3 Schritte vor, dann den linken Fuß neben dem rechten auftippen.

12 3 Schritte zurückgehen und den rechten Fuß neben dem linken auftippen. Die Schultern bleiben weit und locker, der Rücken lang und gerade. Schritte 11 und 12 insgesamt 4-mal wiederholen.

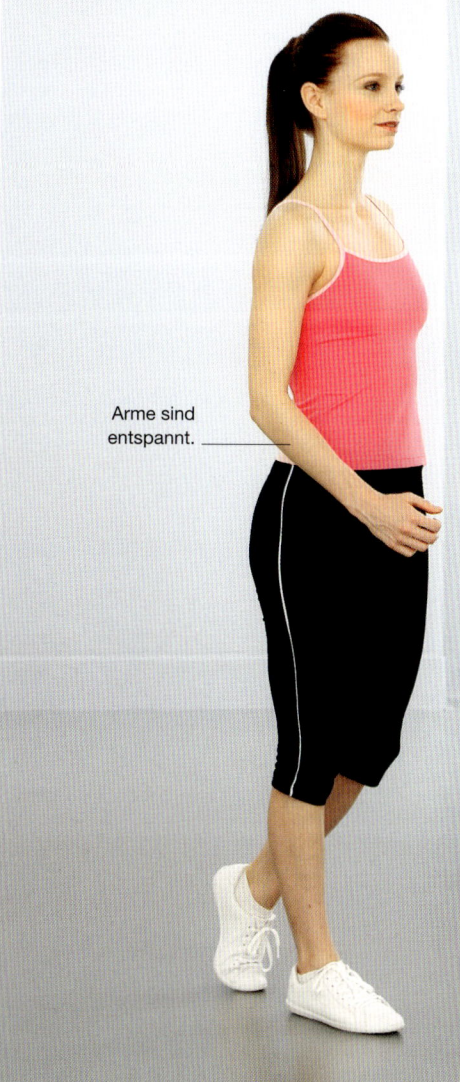

Arme sind entspannt.

Füße parallel

Über die Ferse abrollen

13 **Heel Dig 1** Mit dem rechten Fuß einen kleinen Schritt auf der Stelle machen, dann das linke Bein vor dem rechten kreuzen und mit der Ferse auftippen.

14 Den linken Fuß hüftbreit neben dem rechten aufsetzen. Das rechte Bein vor dem linken kreuzen und mit der Ferse auftippen. Schritte 13 und 14 insgesamt 8-mal wiederholen.

Fuß anspannen

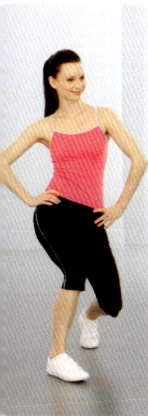

15 **Box Step 2** Box Step 1 (Schritte 5 und 6) 8-mal wiederholen. Rechten Fuß nach vorn setzen, dabei die linke Schulter und den linken Arm nach vorn drehen. Dann den linken Fuß vor und die rechte Schulter und den rechten Arm nach vorn drehen (siehe Abbildung). Erst mit rechts zurück in die Ausgangsposition, dann mit links. Arme immer gegengleich zu den Füßen bewegen. 8-mal wiederholen.

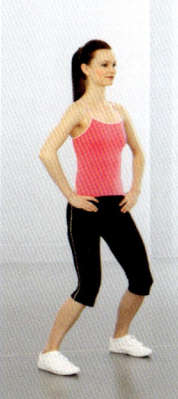

16 **Ferse heben 2** Ferse heben 1 (Schritte 7 und 8) 8-mal wiederholen. Gewicht auf das rechte Bein verlagern und das linke anwinkeln. Dabei den linken Ellbogen nach vorn, den rechten seitlich auf Schulterhöhe heben. Rechts wiederholen (siehe Abbildung). 8-mal wiederholen.

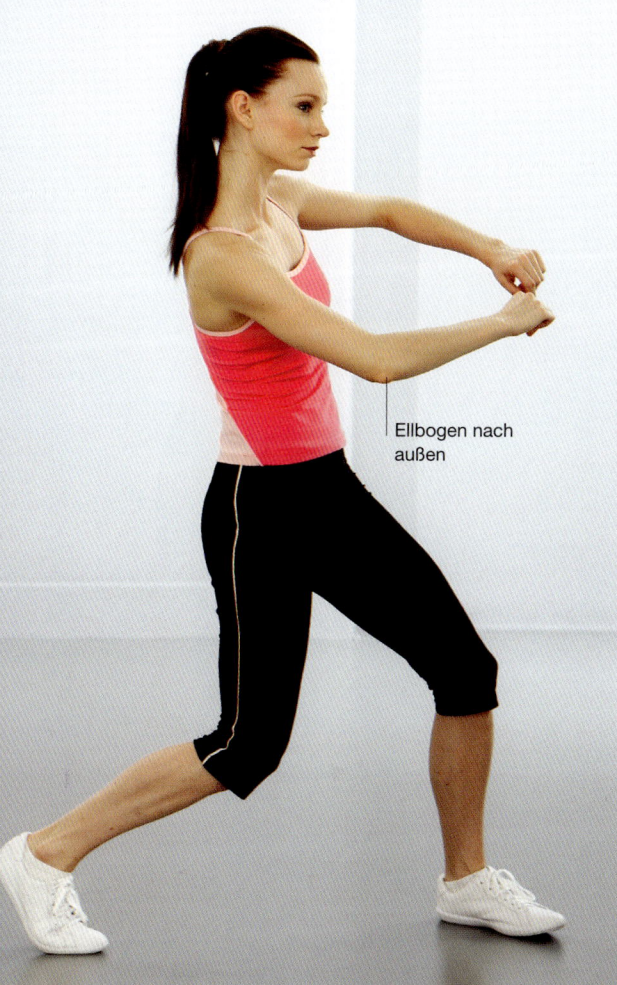

Ellbogen nach außen

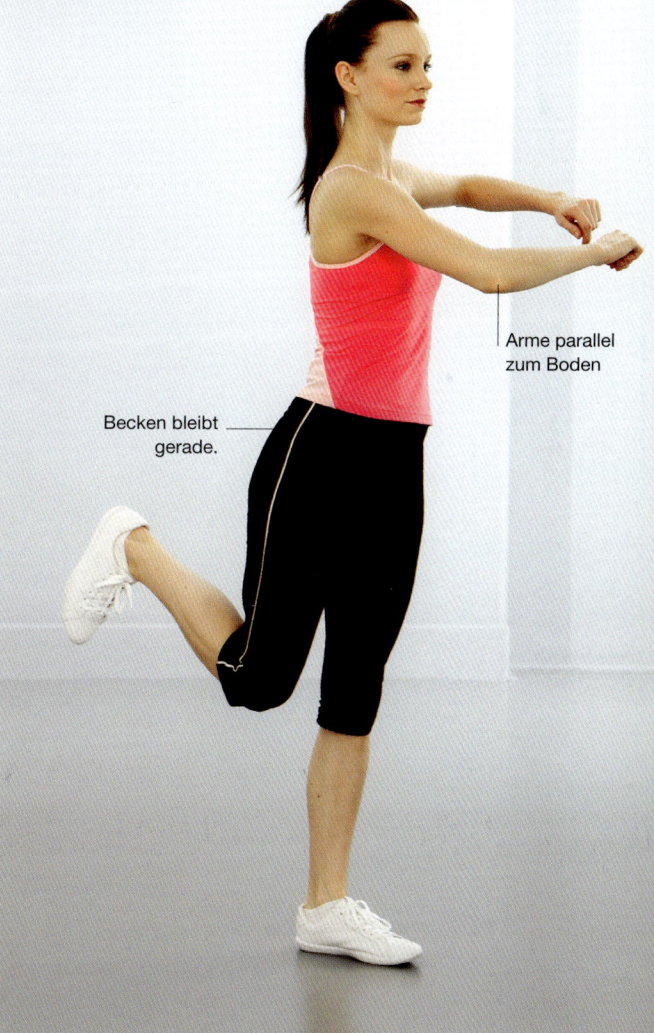

Arme parallel zum Boden

Becken bleibt gerade.

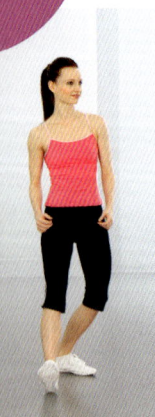

17 **Grapevine 2** Grapevine 1 (Schritte 9 und 10) 4-mal wiederholen. Sidestep nach rechts, mit links hinten kreuzen und rechts wieder einen Sidestep. Statt den linken Fuß heranzuziehen, diesmal mit der linken Ferse auftippen. Dabei die Schultern hochziehen und das Becken vorschieben. Zur anderen Seite durchführen (siehe Abbildung). Insgesamt 4-mal wiederholen.

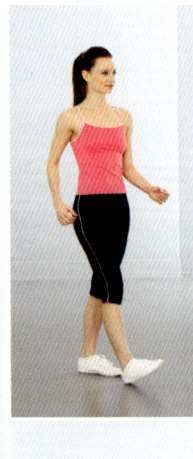

18 **Joggen 2** Gehen 1 (Schritte 11 und 12) 4-mal wiederholen, dann 3 Schritte vorwärts *laufen* und Füße schließen. 3 Schritte zurück und Füße schließen. Beim Laufen den ganzen Fuß abrollen und Knie locker lassen. Insgesamt 4-mal wiederholen.

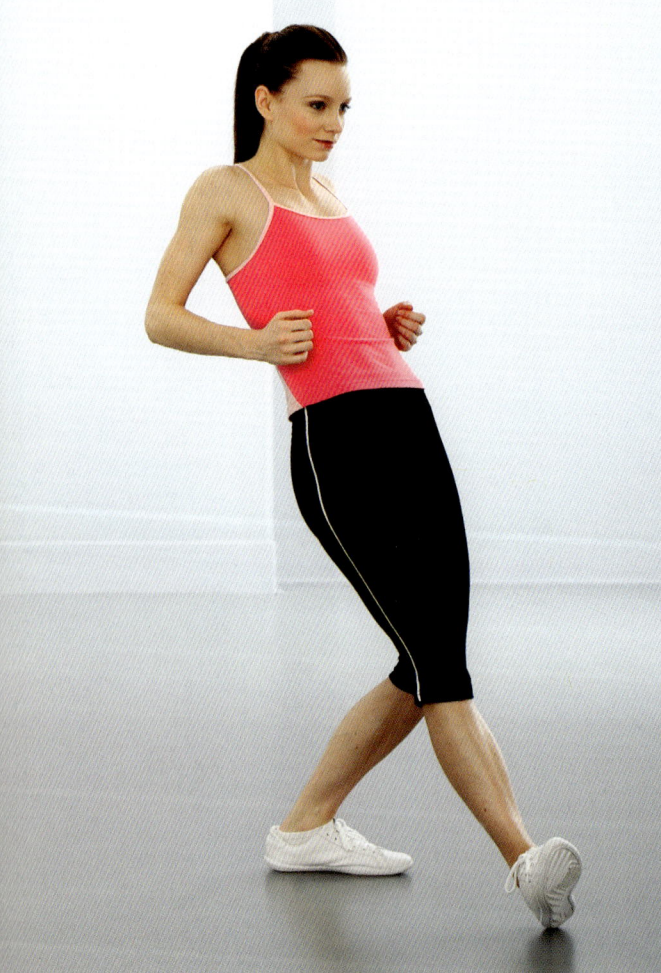

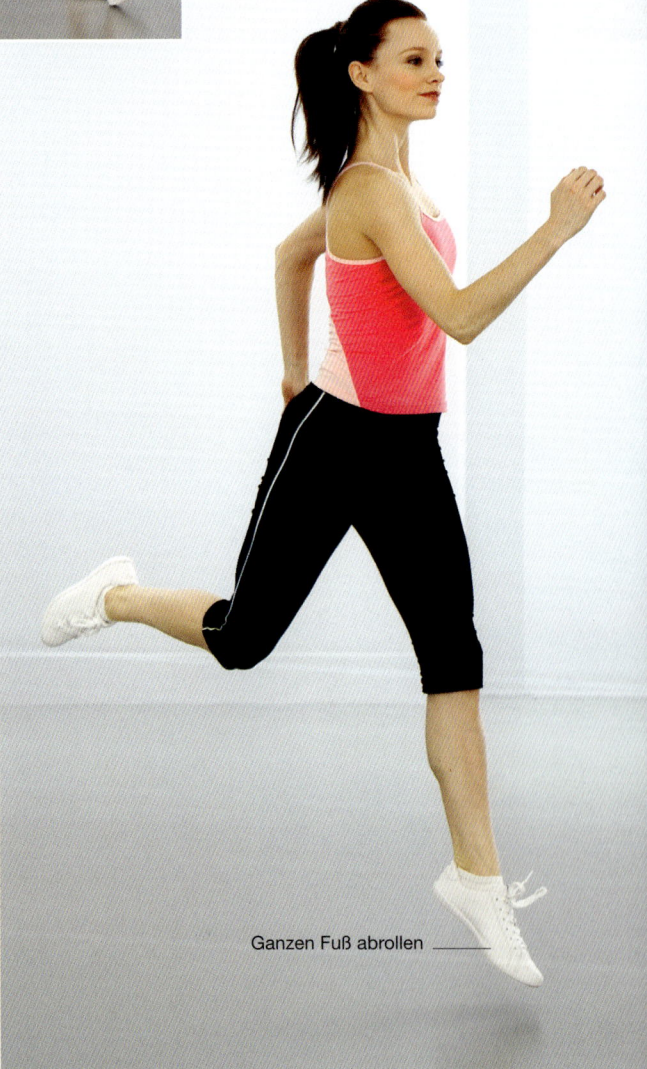

Ganzen Fuß abrollen

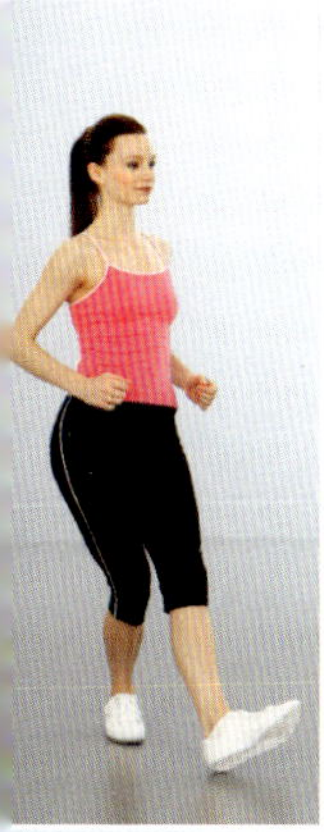

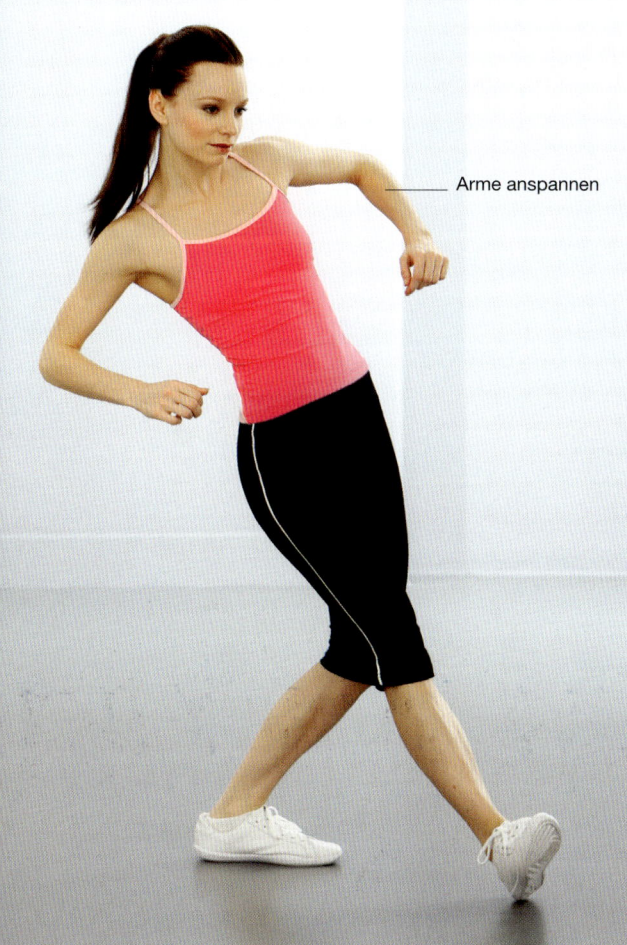

19 **Heel Dig 2** Heel Dig 1 (Schritte 13 und 14) 8-mal wiederholen, Arme locker lassen und Gewicht auf das rechte Bein verlagern. Linkes Bein vor dem rechten kreuzen und mit der Ferse auftippen. Dabei die Ellbogen beugen, Schultern leicht hochziehen und das Becken nach vorn schieben. Wenn das linke Bein in die Ausgangsposition zurückkehrt, die Arme senken. Rechts durchführen (siehe Abbildung). Insgesamt 8-mal wiederholen.

Arme anspannen

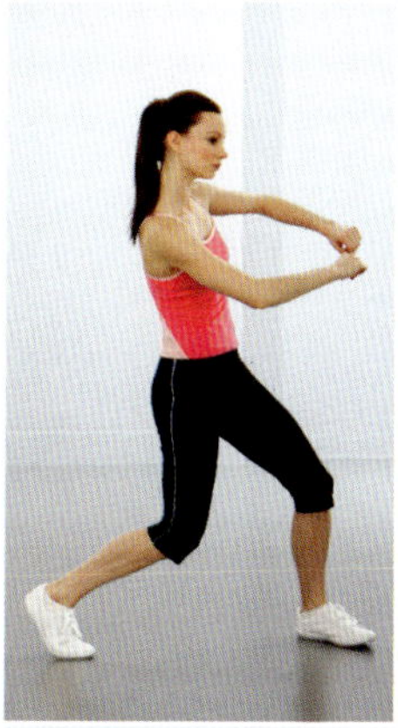

20 **Box Step 3** Box Step 2 (Schritt 15) 8-mal wiederholen. Den rechten Fuß nach vorn und die linke Schulter und den linken Arm nach vorn drehen. Linken Fuß nach vorn und die rechte Schulter und den rechten Arm nach vorn drehen. Mit zwei kleinen Sprüngen rückwärts in die Ausgangsposition zurückkehren. Insgesamt 8-mal wiederholen.

Füße strecken

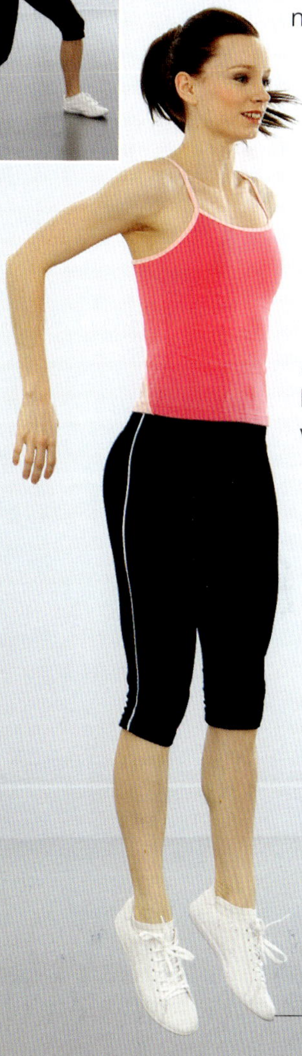

>> **Aerobic** Ferse heben 3/Grapevine 3

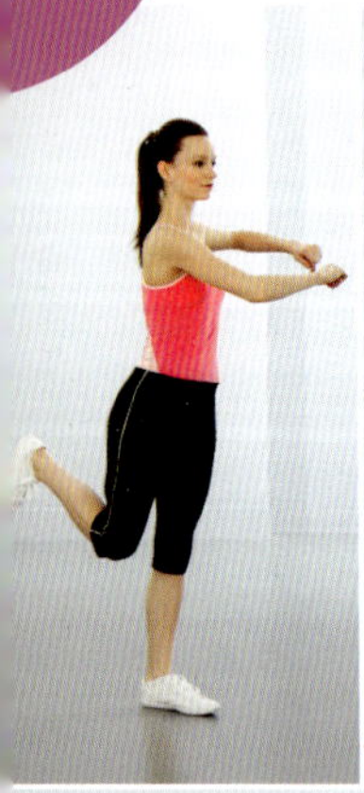

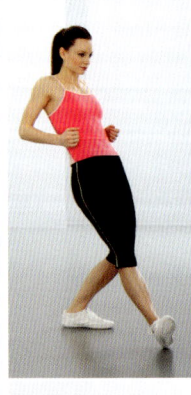

21 **Ferse heben 3** Ferse heben 2 (Schritt 16) 8-mal wiederholen. Linkes Bein nach hinten anwinkeln und weich auf den rechten Fuß springen, den rechten Ellbogen zur Seite und den linken vor den Körper schwingen. Zum Schluss mit beiden Füßen hüftbreit aufkommen. Arme senken. Zur anderen Seite durchführen. Insgesamt 8-mal.

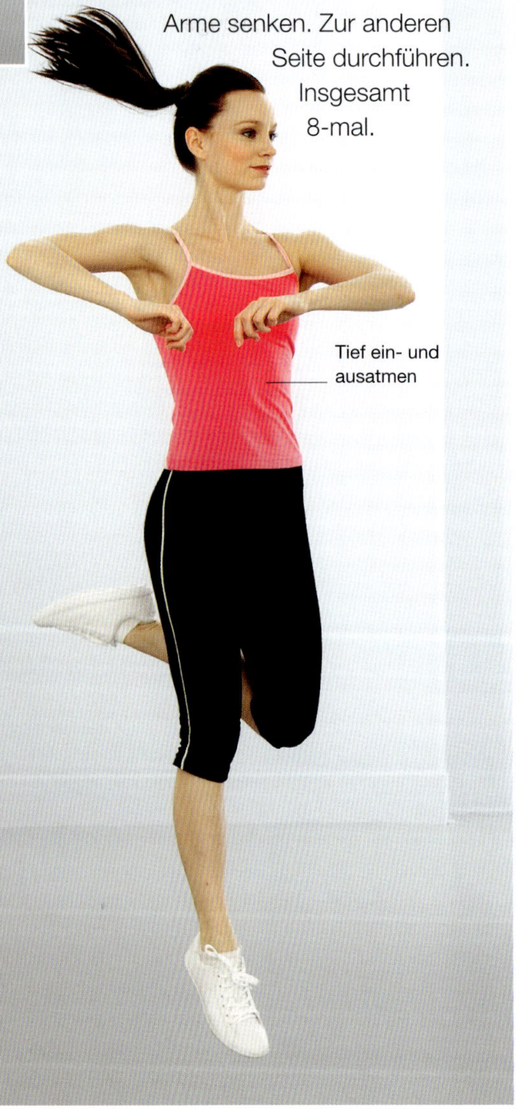

Tief ein- und ausatmen

22 **Grapevine 3** Grapevine 2 (Schritt 17) 4-mal wiederholen. Mit rechts einen Schritt seitwärts, linkes Bein hinter dem rechten kreuzen und mit rechts einen Seitschritt anschließen. Abspringen und beim Landen beide Füße nebeneinander aufsetzen. Die Sequenz zur anderen Seite durchführen. Insgesamt 4-mal.

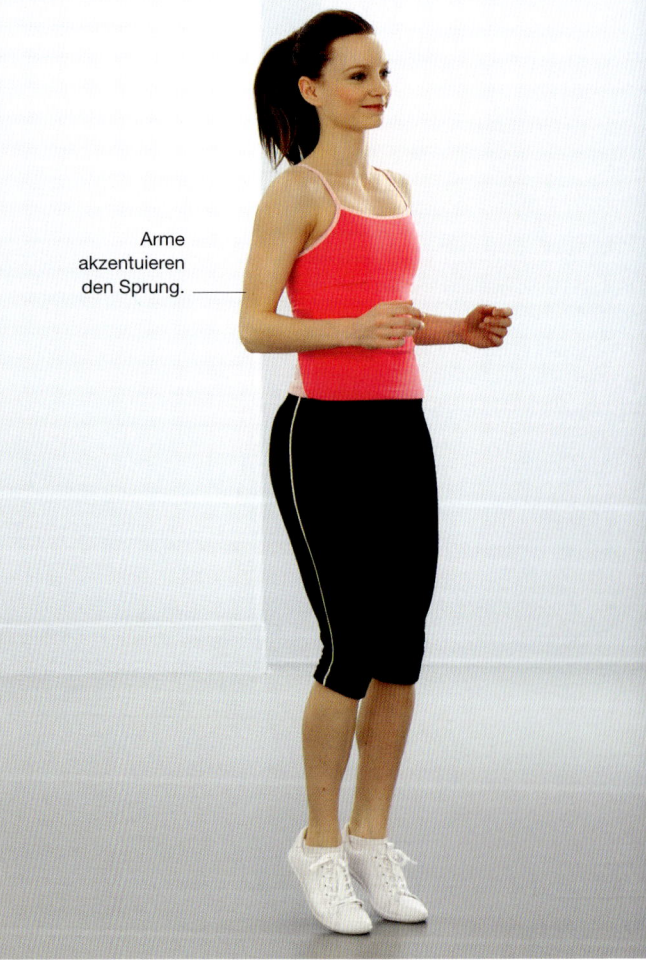

Arme akzentuieren den Sprung.

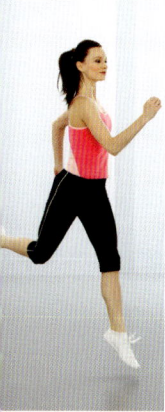

23

Joggen 3 Joggen 2 (Schritt 18) 4-mal wiederholen, dann vorwärts laufen: rechts, links, rechts, Füße schließen. Mit rechts einen Schritt zur Seite machen. Dabei den rechten Ellbogen nach außen und den linken nach vorn schwingen. Beine schließen und links einen Sidestep anschließen. Den rechten Ellbogen nach vorn, den linken zur Seite schwingen (siehe Abbildung). Mit rechts beginnend zurücklaufen. Einmal wiederholen.

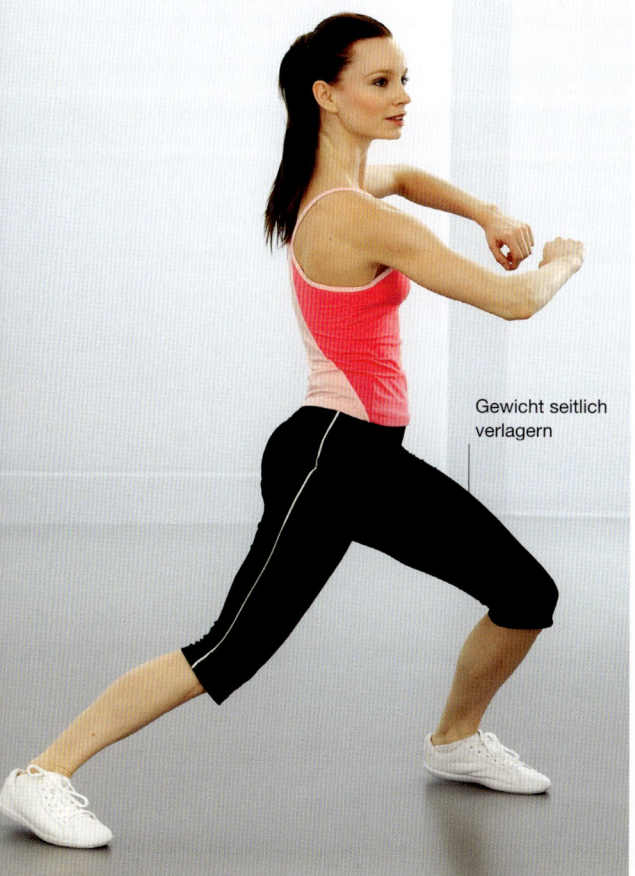

Gewicht seitlich verlagern

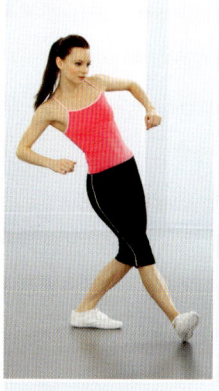

24

Heel Dig 3 Heel Dig 2 (Schritt 19) 8-mal wiederholen. Linkes Knie heben und beide Arme vor die Körpermitte ziehen. Linkes Bein vor dem rechten kreuzen und mit der Ferse auftippen. Dabei die Ellbogen seitlich am Körper vorbei nach hinten führen. Linkes Bein wieder heben und Arme zur Körpermitte ziehen. Dann den linken Fuß aufsetzen und die Sequenz zur anderen Seite wiederholen (siehe Abbildung). Insgesamt 4-mal.

Nun alle Level-3-Schritte noch einmal durchführen und dann in umgekehrter Reihenfolge wiederholen. Sie haben nun den Höhepunkt Ihrer Belastungskurve erreicht. Arbeiten Sie sich, mit Schritt 24 beginnend, zurück bis Schritt 5, und halbieren Sie dabei die Anzahl der Wiederholungen, um die Herzfrequenz allmählich wieder auf den Ruhewert zu senken.

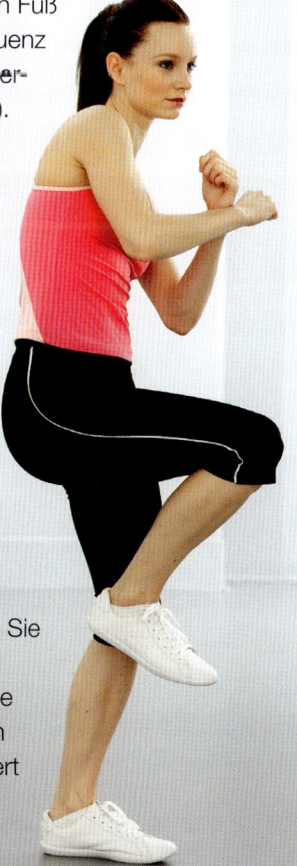

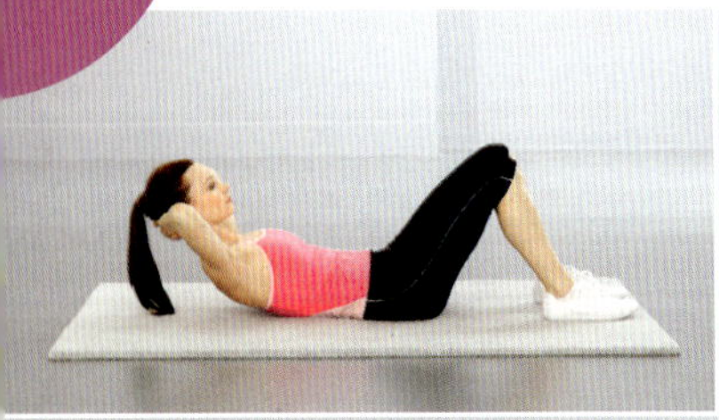

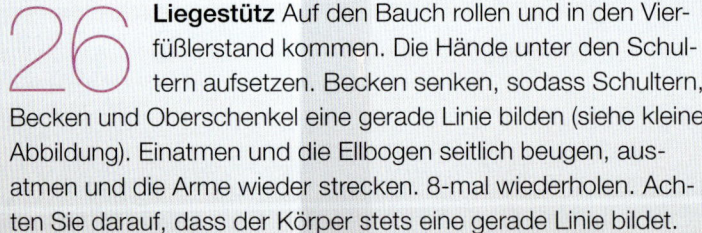

25 **Bauchmuskeln** Gehen Sie in Rückenlage, der Kopf ruht in den Händen, die Beine sind aufgestellt, die Füße hüftbreit auseinander. Einatmen. Mit dem Ausatmen Bauchmuskeln anspannen und Kopf und Schultern vom Boden heben (siehe kleine Abbildung). 2 Beats halten, 2 Beats entspannen. 8-mal wiederholen. Dann Kopf und Schultern heben, halten und nach rechts drehen. Zurück zur Mitte drehen und ablegen. Nach links durchführen. Insgesamt 4-mal wiederholen.

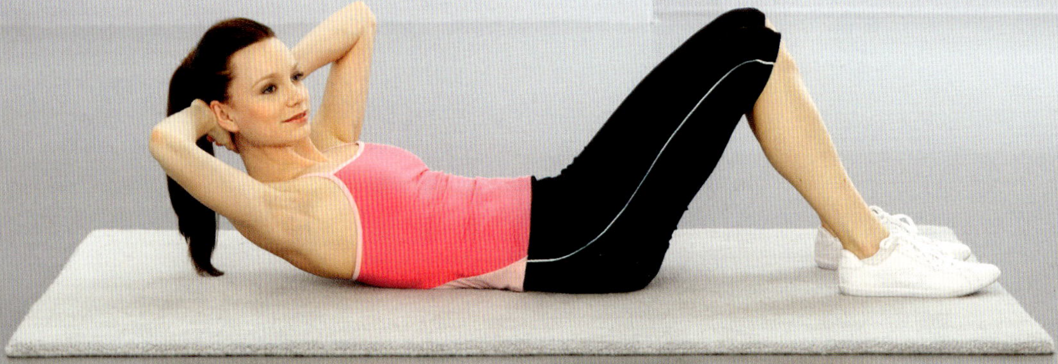

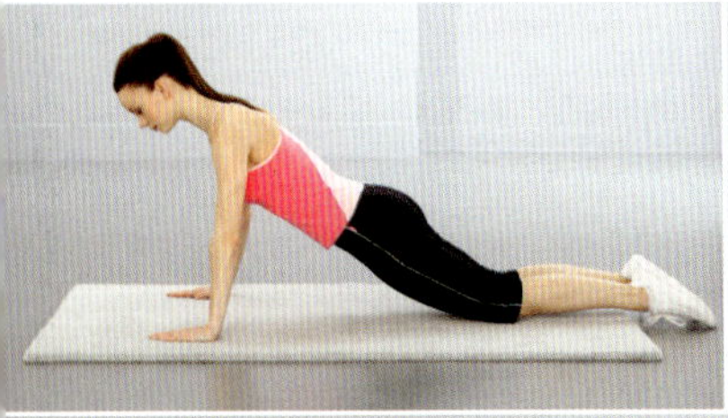

26 **Liegestütz** Auf den Bauch rollen und in den Vierfüßlerstand kommen. Die Hände unter den Schultern aufsetzen. Becken senken, sodass Schultern, Becken und Oberschenkel eine gerade Linie bilden (siehe kleine Abbildung). Einatmen und die Ellbogen seitlich beugen, ausatmen und die Arme wieder strecken. 8-mal wiederholen. Achten Sie darauf, dass der Körper stets eine gerade Linie bildet.

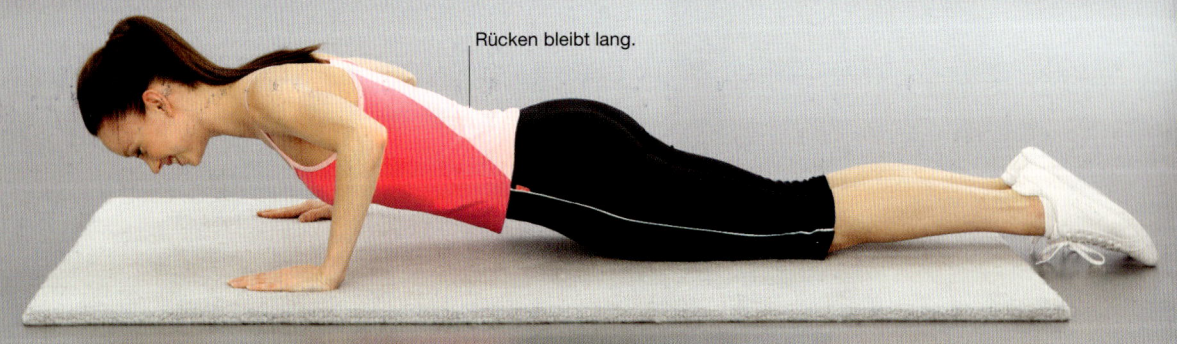

Rücken bleibt lang.

Street Dance auf einen Blick

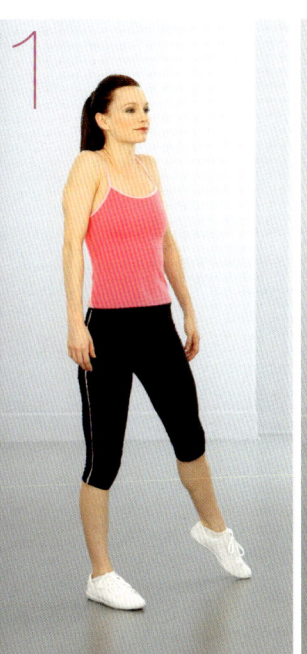

1

▲ **Warm-up** Schultern hochziehen, Seite 92

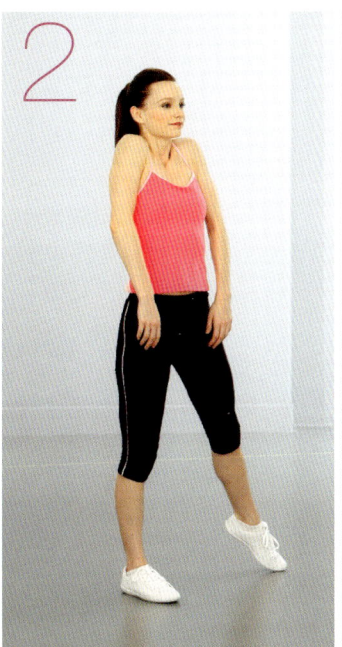

2

▲ **Warm-up** Schultern kreisen, Seite 92

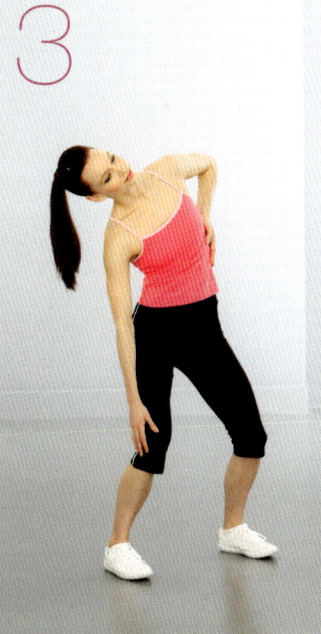

3

▲ **Warm-up** Seite dehnen, Seite 93

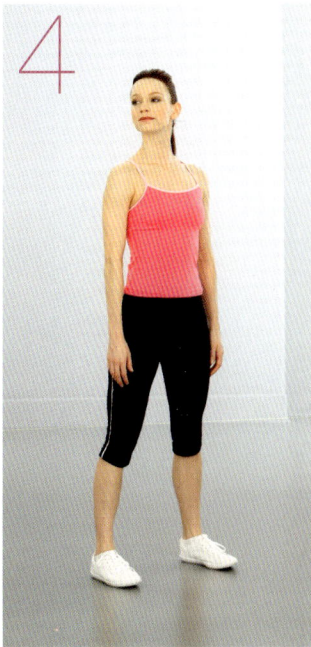

4

▲ **Warm-up** Kopf drehen, Seite 93

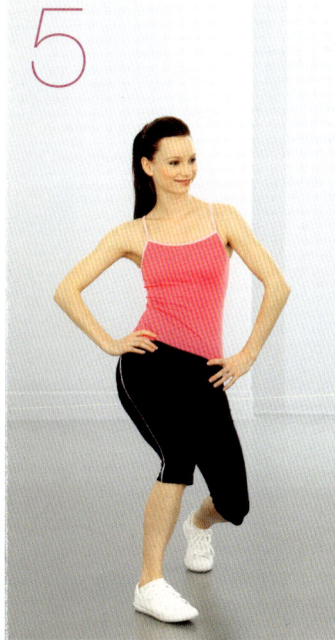

5

▲ **Aerobic** Box Step 1, Seite 94

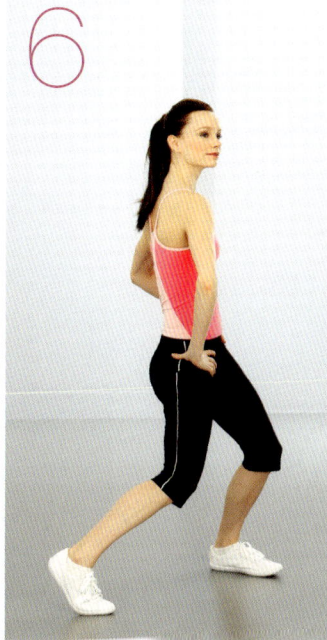

6

▲ **Aerobic** Box Step 1, Seite 94

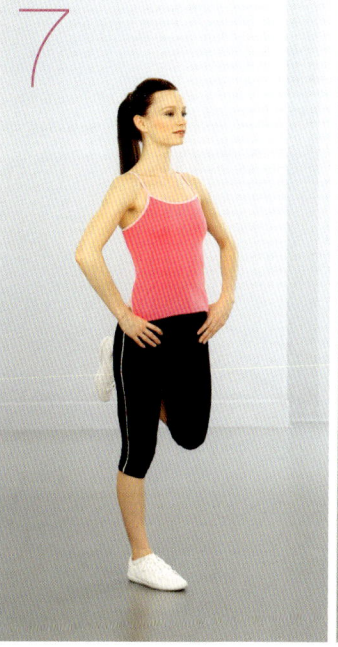

7

▲ **Aerobic** Ferse heben 1, Seite 95

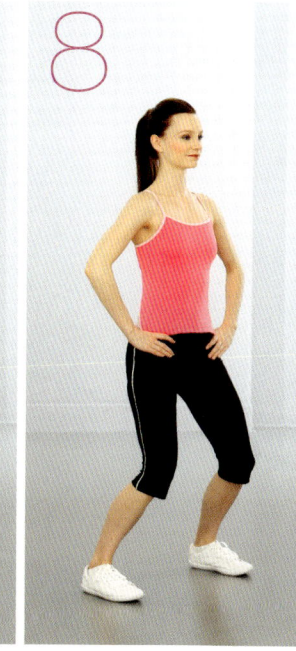

8

▲ **Aerobic** Ferse heben 1, Seite 95

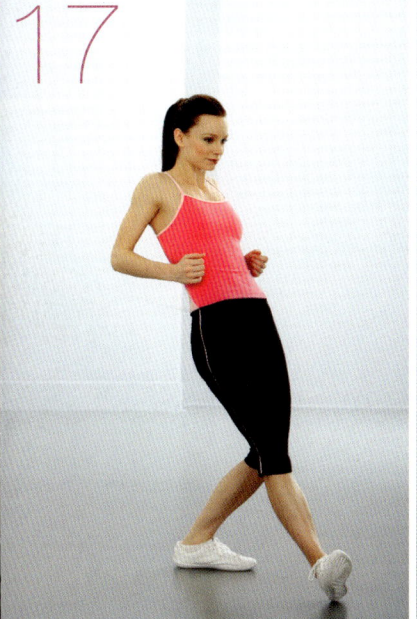

17

▲ **Aerobic** Grapevine 2, Seite 100

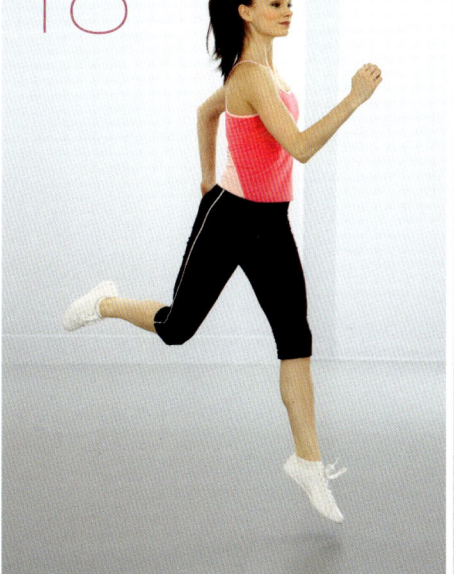

18

▲ **Aerobic** Joggen 2, Seite 100

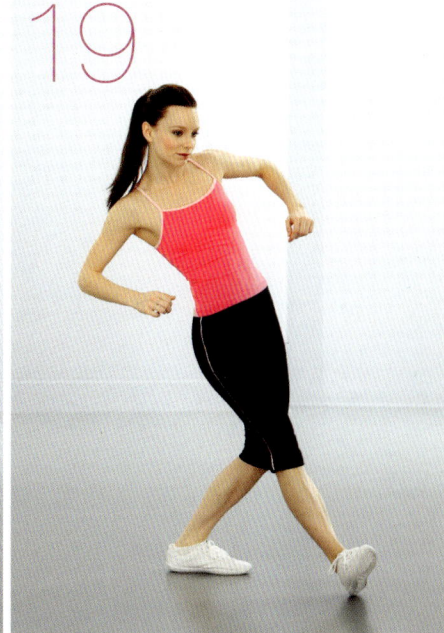

19

▲ **Aerobic** Heel Dig 2, Seite 101

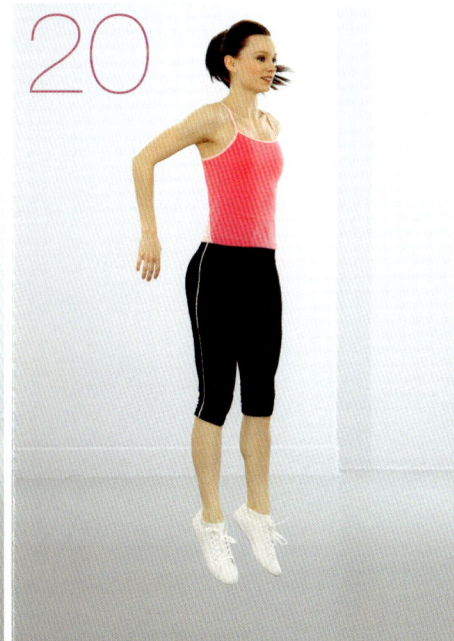

20

▲ **Aerobic** Box Step 3, Seite 101

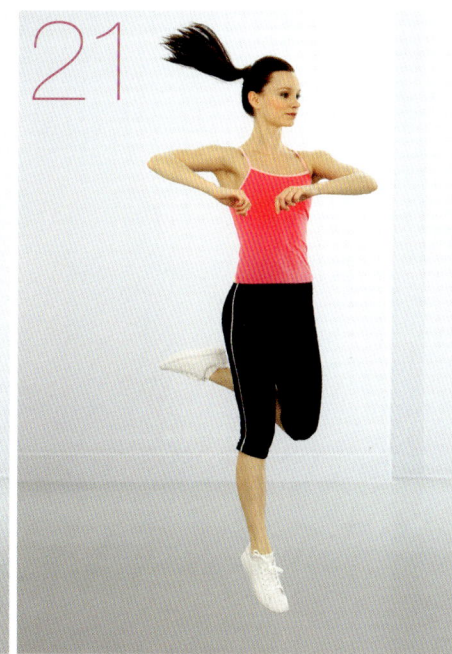

21

▲ **Aerobic** Ferse heben 3, Seite 102

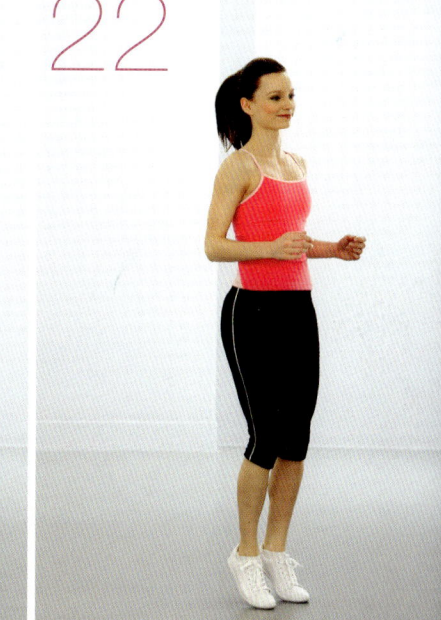

22

▲ **Aerobic** Grapevine 3, Seite 102

>> **Kräftigen & Dehnen** Hüften/ Oberschenkel

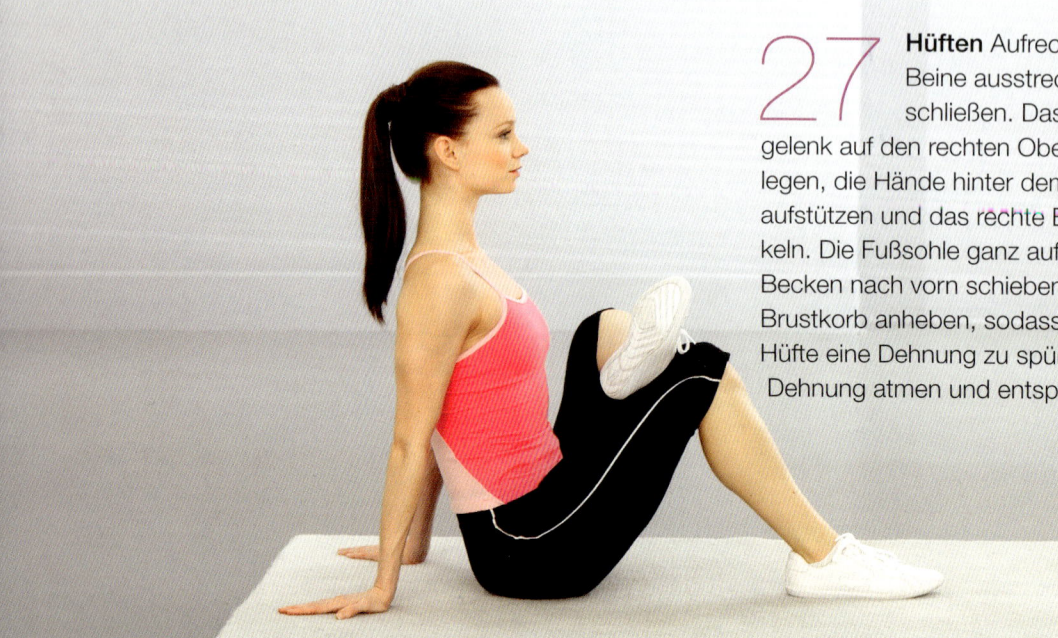

27 **Hüften** Aufrecht sitzen, Beine ausstrecken und schließen. Das linke Fußgelenk auf den rechten Oberschenkel legen, die Hände hinter dem Oberkörper aufstützen und das rechte Bein anwinkeln. Die Fußsohle ganz aufsetzen. Das Becken nach vorn schieben und den Brustkorb anheben, sodass in der linken Hüfte eine Dehnung zu spüren ist. In die Dehnung atmen und entspannen.

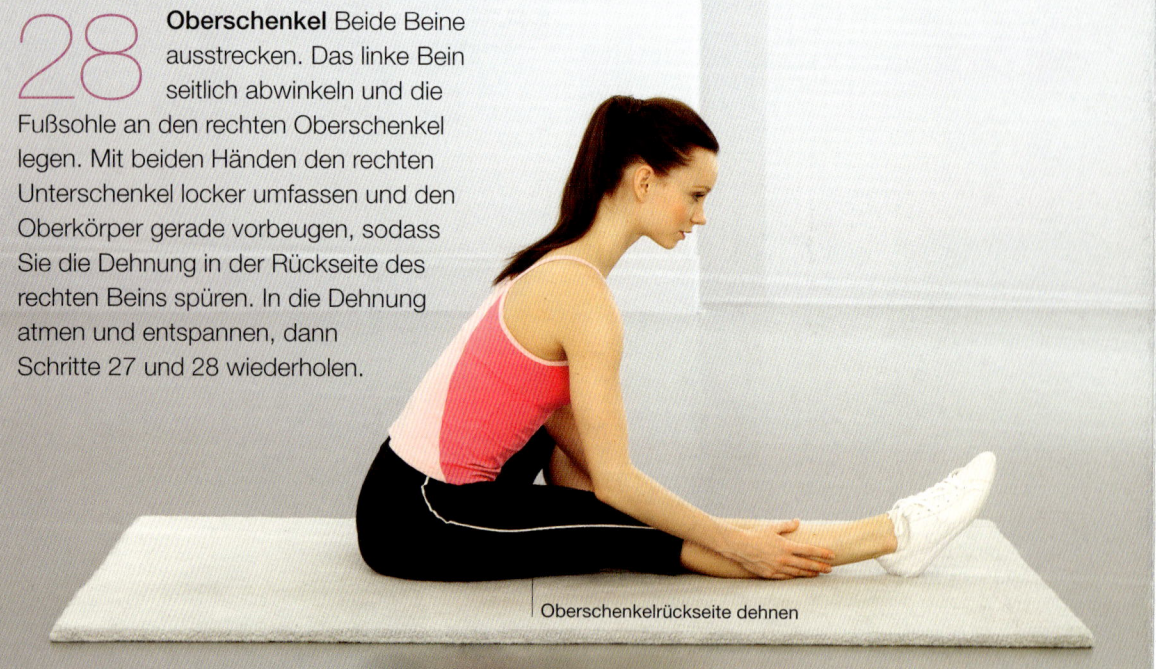

28 **Oberschenkel** Beide Beine ausstrecken. Das linke Bein seitlich abwinkeln und die Fußsohle an den rechten Oberschenkel legen. Mit beiden Händen den rechten Unterschenkel locker umfassen und den Oberkörper gerade vorbeugen, sodass Sie die Dehnung in der Rückseite des rechten Beins spüren. In die Dehnung atmen und entspannen, dann Schritte 27 und 28 wiederholen.

Oberschenkelrückseite dehnen

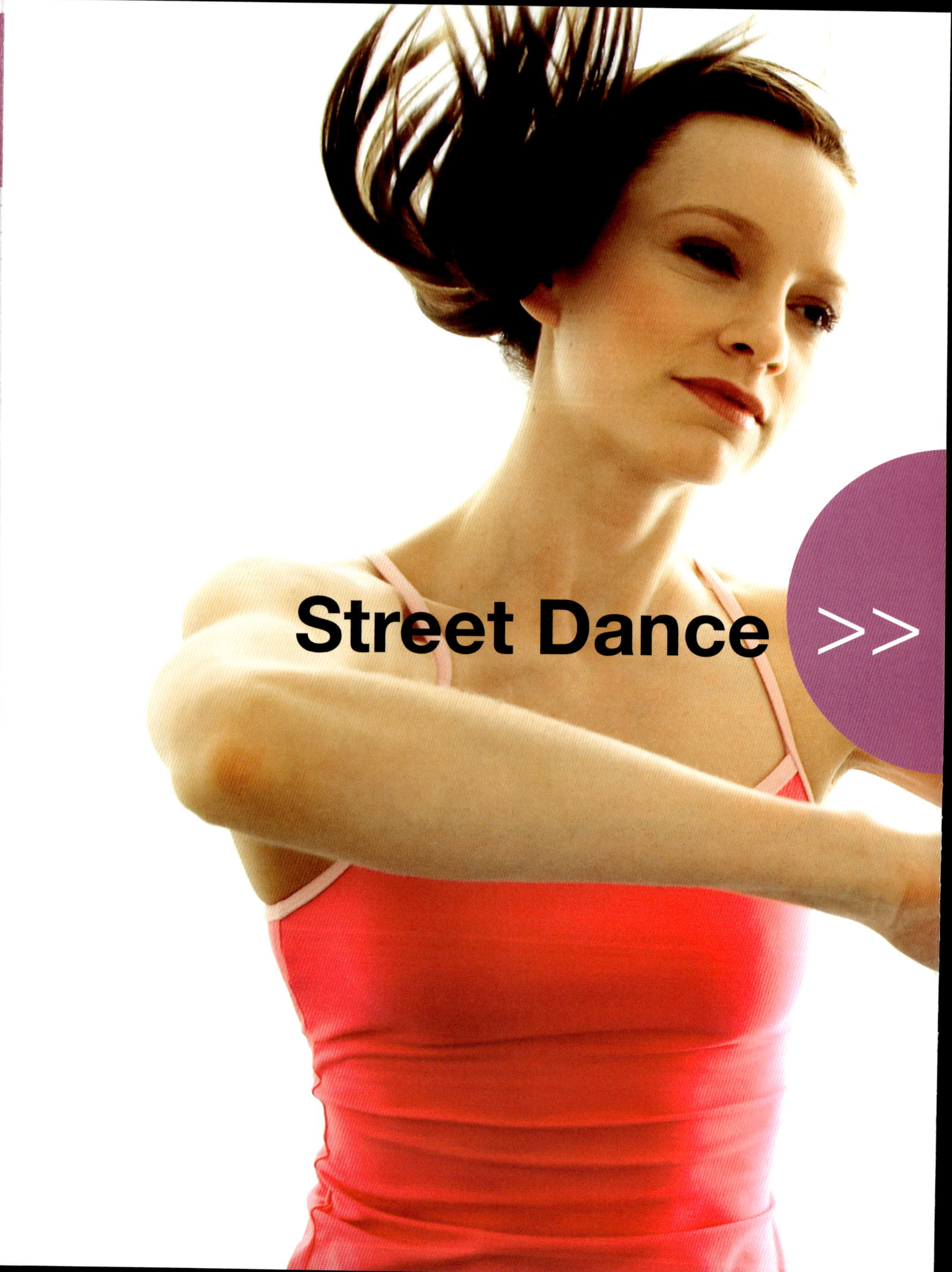

Street Dance >>

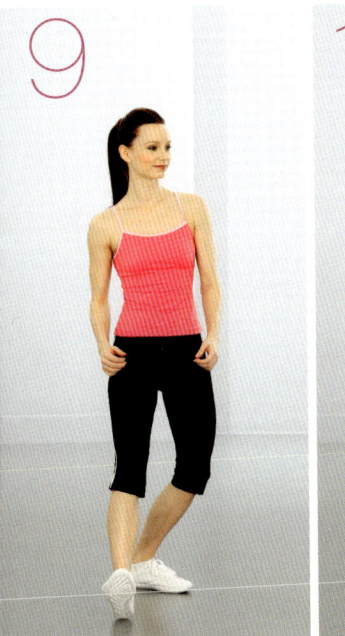

▲ **Aerobic** Grapevine 1,
Seite 96

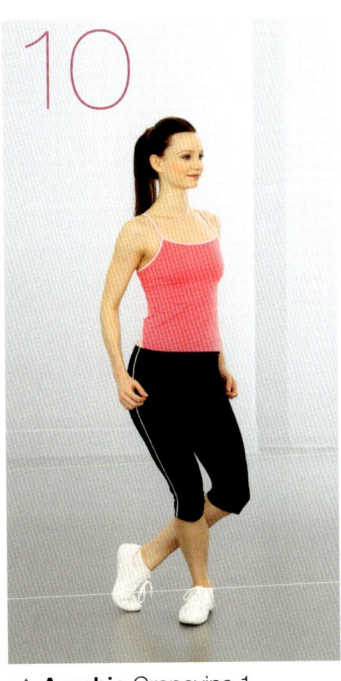

▲ **Aerobic** Grapevine 1,
Soite 06

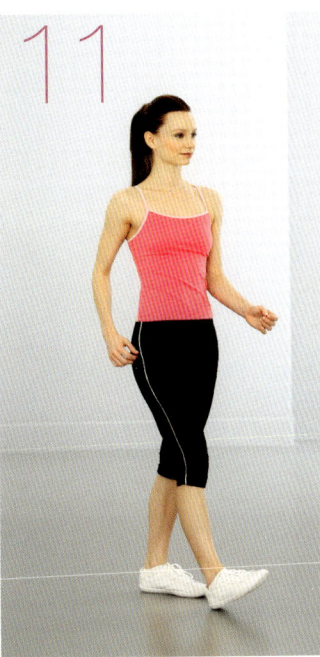

▲ **Aerobic** Gehen 1, Seite 97

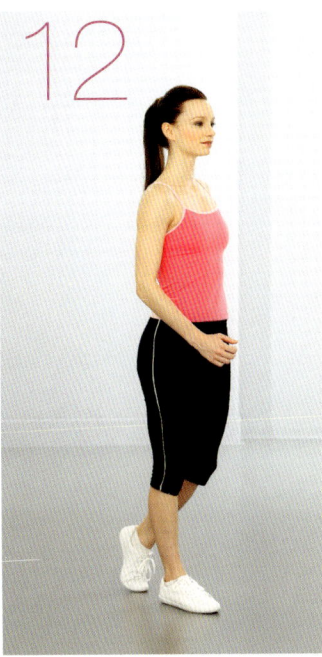

▲ **Aerobic** Gehen 1, Seite 97

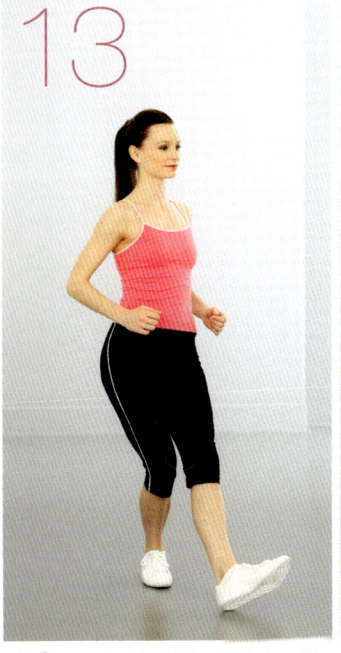

▲ **Aerobic** Heel Dig 1, Seite 98

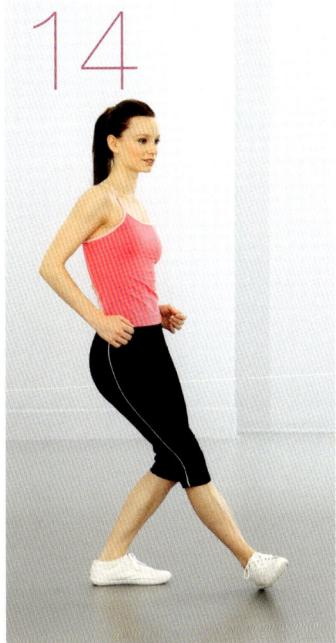

▲ **Aerobic** Heel Dig 1,
Seite 98

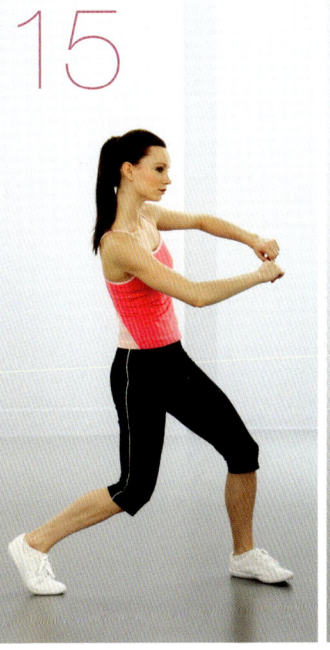

▲ **Aerobic** Box Step 2,
Seite 99

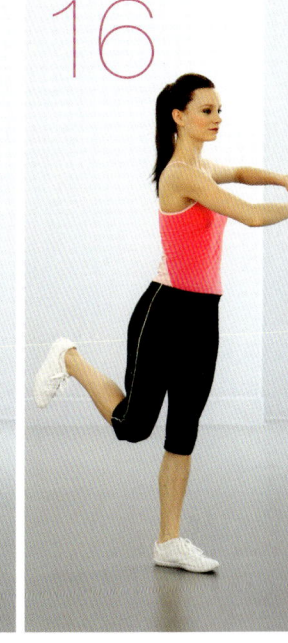

▲ **Aerobic** Ferse heben 2,
Seite 99

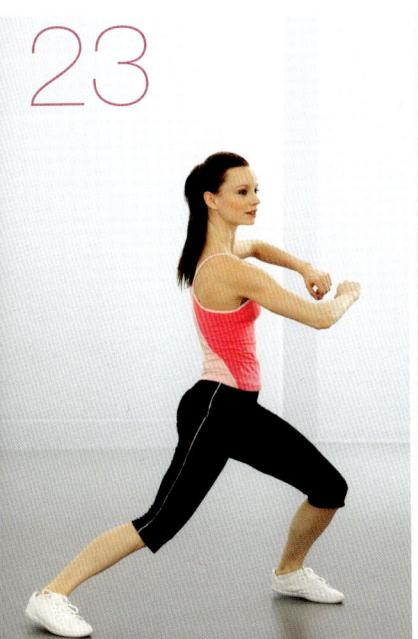

▲ **Aerobic** Joggen 3, Seite 103

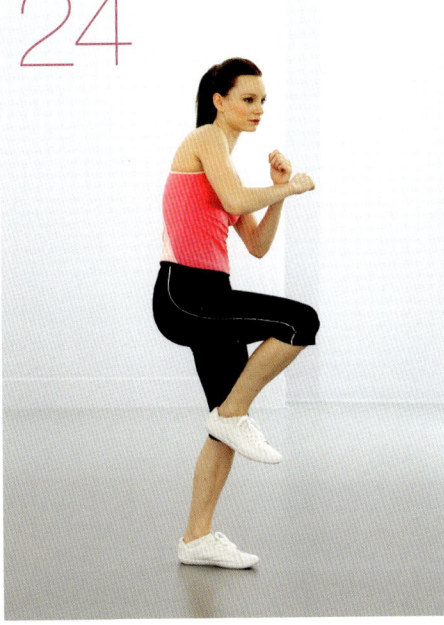

▲ **Aerobic** Heel Dig 3, Seite 103

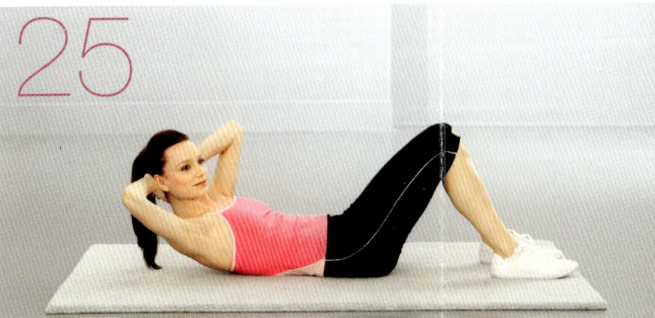

▲ **Kräftigen &
Dehnen**
Bauch, Seite 104

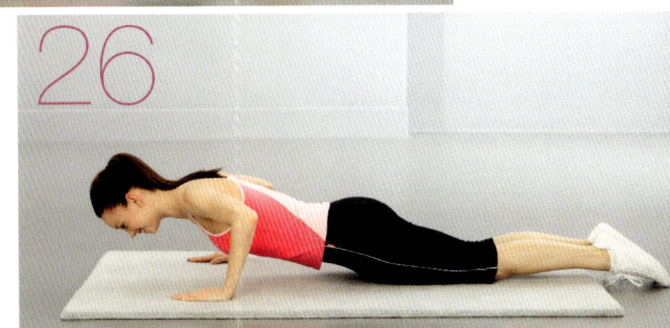

▲ **Kräftigen & Dehnen** Liegestütz,
Seite 104

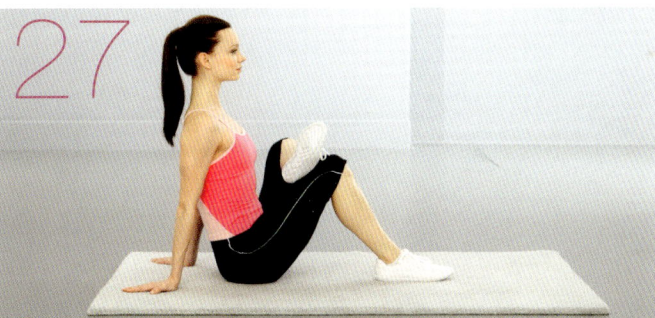

▲ **Kräftigen &
Dehnen**
Hüfte,
Seite 105

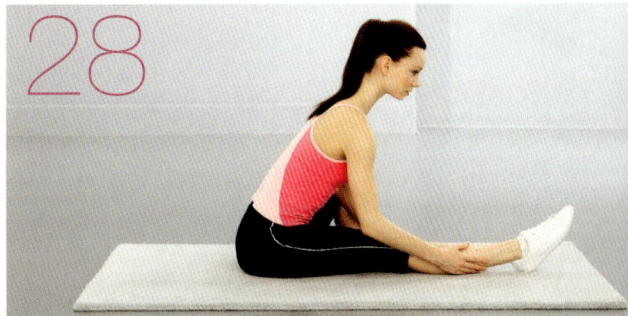

▲ **Kräftigen & Dehnen** Oberschenkel,
Seite 105

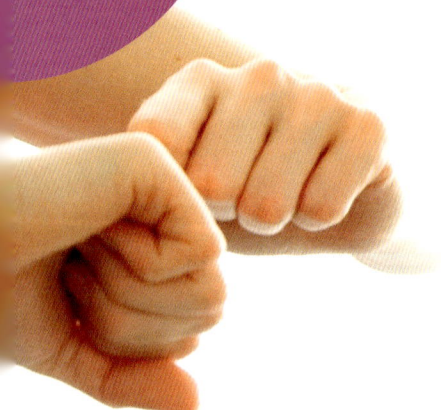

15 Minuten **Übersicht**

>> **Fragen & Antworten**

Der Street-Dance-Workout ist wild und funky. Beugen Sie die Knie, und isolieren Sie Becken, Schultern, Kopf und Ellbogen. Spielen Sie mit den Bewegungen, und geben Sie ihnen Ihre ganz persönliche Note. Vielleicht möchten Sie ja nur eine Schulter bewegen statt beider oder spontan einen Hüftkick einbauen. Hier ein paar Tipps, um den richtigen Groove zu finden.

>> **Ich führe alle Schritte durch, aber ich habe das Gefühl, es sieht nach nichts aus. Woran liegt das?**

Normalerweise bewegen wir uns aus der Mitte des Körpers heraus. Street Dance ist sehr »erdig«, daher sollte der Schwerpunkt beim Tanzen tiefer liegen als normalerweise. Stellen Sie sich einfach vor, ein Gewicht sei in Ihrem Körper nach unten gesunken, und agieren Sie mehr aus Becken und Beinen heraus.

>> **Wie genau bewegen sich Schultern und Becken bei »Grapevine 2«?**

Am Ende der Sequenz, wenn Sie den Fuß hochziehen und mit der Ferse auf-tippen, ziehen Sie die Schultern zurück und nach oben, als wollten Sie damit zucken. Gleichzeitig lassen Sie das Becken nach vorn schwingen, als würden Sie es unter sich wegschieben.

>> **Bei »Heel Digs 3« fällt mir die Koordinierung schwer. Was tun?**

Auch hier heißt es wieder üben, üben, üben. Lesen Sie den Text auf Seite 103, und gehen Sie den Bewegungsablauf Schritt für Schritt durch. Üben Sie das Zusammenspiel der Bewegungen auf beiden Seiten. Dann steigern Sie allmäh-lich das Tempo. Ein Ziel zu erreichen gehört zu den schönsten Erlebnissen, wenn man etwas Neues lernt.

>> Ich verstehe das Gegeneinander von Fuß- und Schulterbewegungen bei den »Box Steps« nicht. Haben Sie einen Tipp?

Zunächst vergegenwärtigen Sie sich, wie Sie normalerweise gehen. Spüren Sie, dass die rechte Schulter leicht nach vorn kommt, wenn Sie links einen Schritt machen, und umgekehrt? Beim Box Step tun Sie nichts anderes, als diesen natürlichen Bewegungsablauf zu übertreiben.

>> Kann ich nicht beim zweiten Schwierigkeitslevel bleiben und das dritte weglassen?

Ja, aber nur, wenn Sie sich wirklich anstrengen. Sie kennen Ihren Körper und Ihr Fitnesslevel am besten. Wenn Sie das Gefühl haben, das dritte Level schaffen zu können, sollten Sie es unbedingt versuchen.

>> Ich finde es extrem schwierig, beim Liegestütz den Rücken gerade zu halten. Gibt es eine Variante zu dieser Übung?

Beim Liegestütz sollte der Rücken immer gerade sein. Wenn Sie damit Schwierigkeiten haben, bleiben Sie im Vierfüßlerstand und beugen lediglich die Arme. Sobald sich Ihre Muskulatur gekräftigt hat, können Sie die »richtige« Variante (Seite 104, Schritt 26, kleine Abbildung) probieren. Beugen Sie die Arme anfangs nur leicht, und steigern Sie sich allmählich.

>> Was soll ich bei »Ferse heben 2« und »Ferse heben 3« mit den Armen tun?

Die Ellbogen sollten die Taktschläge der Musik akzentuieren. Ballen Sie die Hände zu lockeren Fäusten, und spannen Sie die Arme an. Legen Sie sich richtig in die Bewegung hinein, wenn Sie das Bein nach hinten anwinkeln.

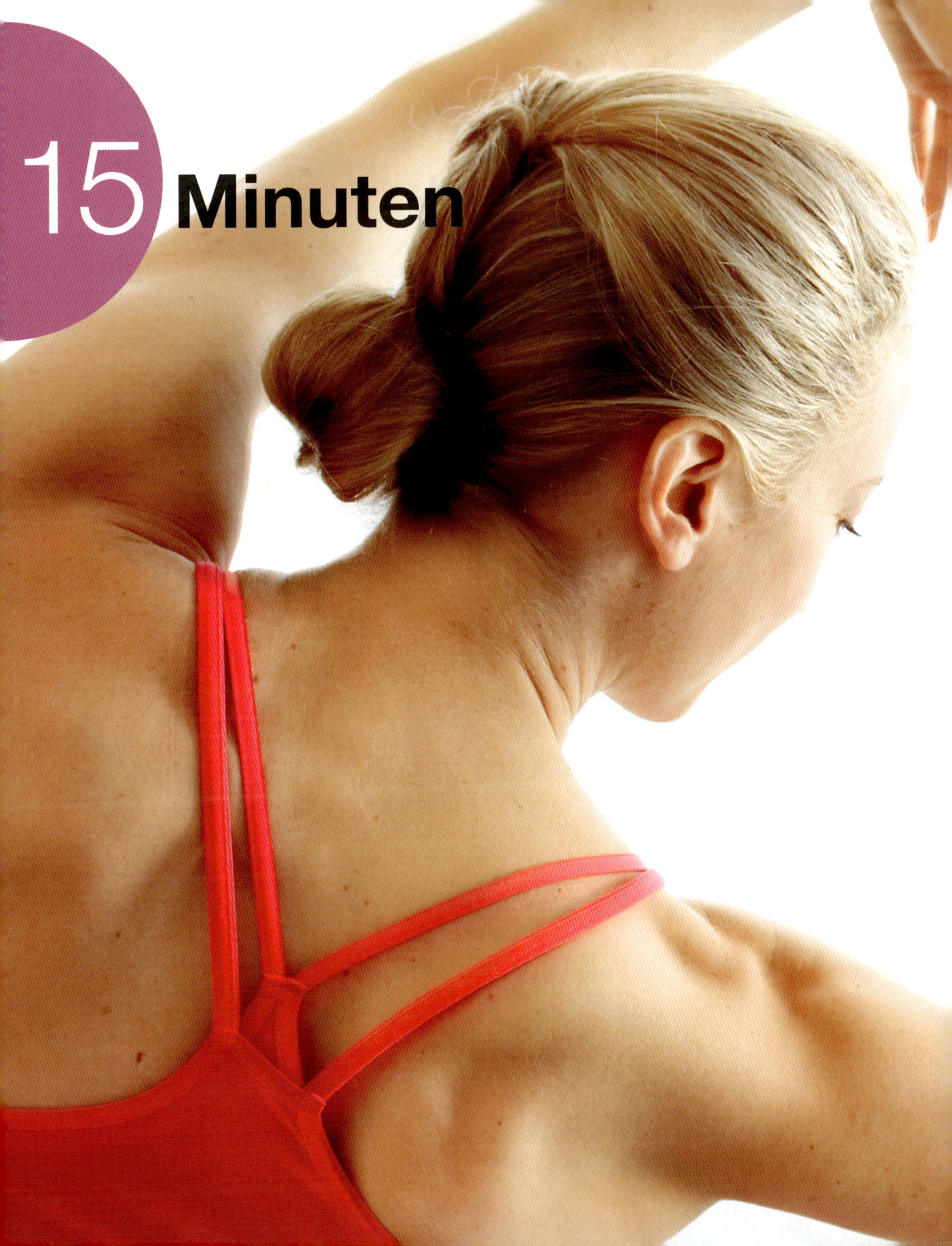

15 Minuten

Hintergrund- >>
informationen

Fachbegriffe und
Stile sowie Tipps
für alle, die nach
größeren Heraus-
forderungen suchen.

>> **Glossar**

Bei der Durchführung der Tanz-Workouts werden Sie auf einige Fachbegriffe stoßen, die Sie möglicherweise nicht kennen. Sie werden hier noch einmal erklärt. Beginnen Sie immer mit geschlossenen Füßen, es sei denn, es ist etwas anderes angegeben.

Attitude Füße stehen hüftbreit, Knie sind locker. Das rechte Knie auf Hüfthöhe heben, sodass Ober- und Unterschenkel einen rechten Winkel bilden. Fuß wieder absetzen und das linke Bein heben.

Ausfallschritt Rechts einen Ausfallschritt zur Seite machen und die rechte Schulter nach vorn drehen. Das Gewicht auf das rechte Bein verlagern und auf dem Ballen wippen. Den linken Fuß kurz anheben. In die Ausgangsstellung zurückkehren und den

Die Fotos unten und rechts zeigen grundlegende Ballettpositionen, die im Ballett-Workout vorkommen.

Schritt nach links wiederholen.

Ball Change Das rechte Bein hinter dem linken kreuzen, aufsetzen und den linken Fuß kurz anheben. Dabei die rechte Schulter leicht nach vorn drehen. In die Ausgangsstellung zurückkehren. Links kreuzen und die linke Schulter nach vorn drehen.

Box Step Zuerst mit rechts einen Schritt nach vorn außen machen, mit links zur Seite. Mit rechts einen Schritt zurück, dann den linken Fuß heranziehen.

Cross Touch Das rechte Bein vor dem linken kreuzen und das Gewicht darauf verlagern, dann das linke Bein zur Seite strecken und die Zehen auf den

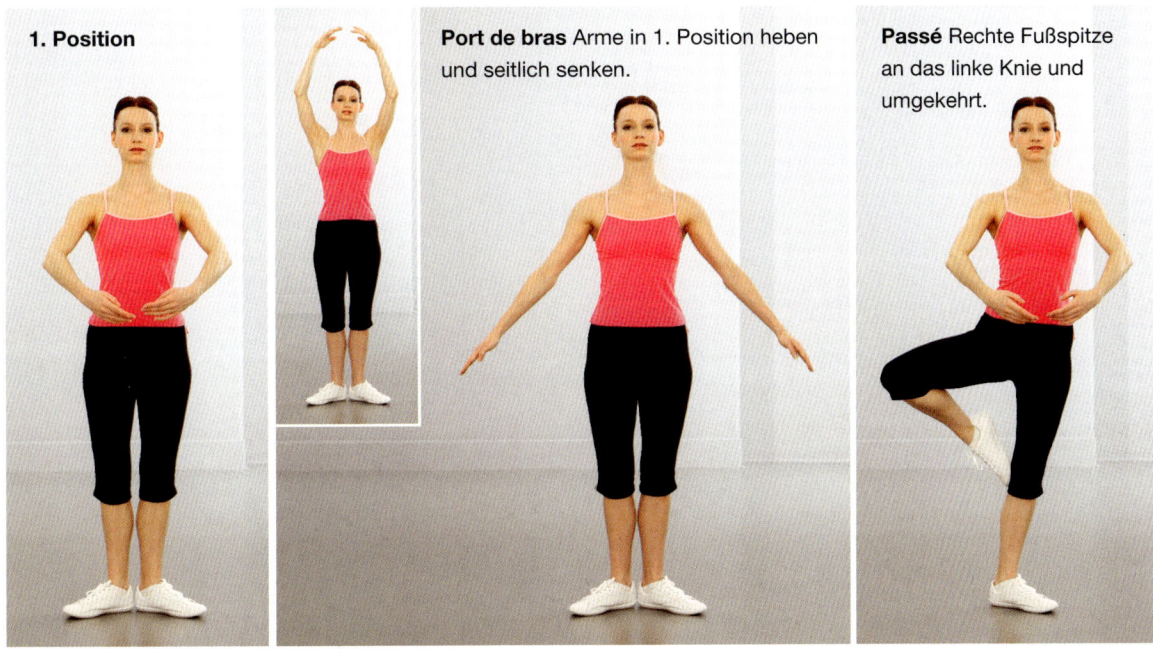

1. Position

Port de bras Arme in 1. Position heben und seitlich senken.

Passé Rechte Fußspitze an das linke Knie und umgekehrt.

Boden tippen. Die Sequenz auf der anderen Seite, dann nach vorn und nach hinten wiederholen.

Ferse heben Füße sind hüftbreit auseinander, Knie locker. Das rechte Knie nach hinten anwinkeln und den Fuß in Richtung Po ziehen. Links wiederholen.

Füße dehnen Fersen sind geschlossen, Zehen zeigen leicht nach außen. Mit gestreckten Beinen in den Zehenstand gehen. Den linken Fuß senken, rechts im Zehenstand bleiben und das Bein beugen. In den Zehenstand zurückkehren und den rechten Fuß senken.

Grapevine Rechts einen Schritt zur Seite machen, den linken Fuß hinter dem rechten kreuzen und das Gewicht darauf verlagern. Rechts einen weiteren Sidestep durchführen und den linken Fuß heranziehen. Zur anderen Seite wiederholen.

Kreuzschritt Das rechte Bein vor dem linken kreuzen und das Gewicht darauf verlagern. In die Ausgangsposition zurückkehren und den Schritt zur anderen Seite durchführen.

Mambo Das rechte Bein vor dem linken kreuzen, Gewicht auf den Ballen verlagern und wippen. Den linken Fuß kurz anheben und wieder aufsetzen. Das rechte Bein diagonal nach rechts zurücksetzen, Gewicht auf den Ballen verlagern und wippen.

Den linken Fuß anheben und wieder aufsetzen. Die Sequenz wiederholen, dann, mit rechts beginnend, drei kleine Schritte auf der Stelle machen und den Mambo zur anderen Seite durchführen.

Salsa Hände auf die Hüften legen. Mit rechts einen kleinen Schritt vorwärts. Dabei die rechte Hüfte zur Seite schwingen. In die Ausgangsstellung zurückkehren und links einen kleinen Schritt nach vorn machen. Dabei die linke Hüfte nach außen schwingen. Dann mit rechts zurück und vor in die Mitte, mit links zurück und vor in die Mitte.

Sidestep Rechts einen Schritt zur Seite machen, den linken Fuß heranziehen und einen weiteren Schritt nach rechts. Die Sequenz nach links wiederholen. Hüfte zur Bewegung heben und senken.

Step Touch (Ballett) In der 2. Position (siehe unten) beginnen. Die Knie leicht beugen, Gewicht auf das linke Bein verlagern, das rechte Bein zur Seite strecken und mit den Zehen auftippen. Beide Beine beugen und zur anderen Seite wiederholen.

Step Touch (Jazz) Das rechte Bein zur Seite strecken und mit den Zehen auftippen. Dabei die rechte Schulter nach vorn und die linke nach hinten drehen. In die Ausgangsstellung zurückkehren. Auf der anderen Seite wiederholen.

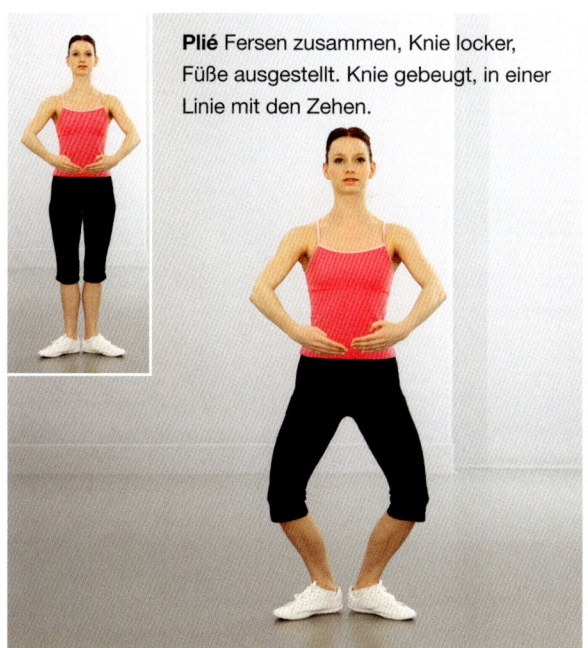

Plié Fersen zusammen, Knie locker, Füße ausgestellt. Knie gebeugt, in einer Linie mit den Zehen.

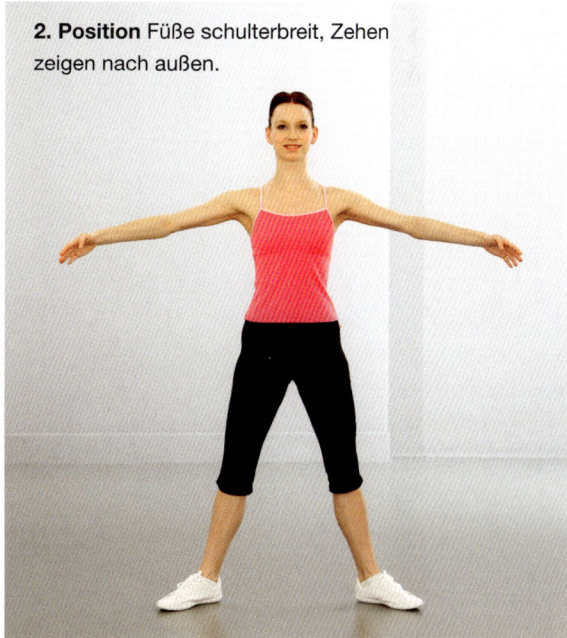

2. Position Füße schulterbreit, Zehen zeigen nach außen.

>> Tanzstile

Die 15-minütigen Tanz-Workouts in diesem Buch bieten Ihnen Gelegenheit, vier Tanzstile mit ganz unterschiedlichen Bewegungsmustern auszuprobieren. Jeder Stil basiert auf einer eigenen Musik, hat einen spezifischen Charakter und eine eigene Technik.

Ballett dehnt die Muskeln, verbessert die Haltung und vermittelt Grazie. Street Dance hingegen, dessen musikalischer Akzent auf den Bässen liegt, erdet. Beim Jazz Dance dominieren schnelle und scharfe Bewegungen. Das geschmeidige Rollen von Hüften und Handgelenken beim Salsa hat etwas betont Sinnliches.

Sicher liegen Ihnen bestimmte Tanzstile mehr als andere, doch es ist wichtig, sie alle zu üben. Neugier und Offenheit halten jung, fördern die Gesundheit, die geistige Beweglichkeit und die Spontaneität. Entdecken Sie das Kind in sich wieder! Drehen Sie die Musik auf und lassen Sie sich davon mitreißen!

Salsa

Am Salsa kann man sich regelrecht berauschen. Er ist ein wunderbares Mittel zur Stärkung des Selbstbewusstseins. Die Schritte sind einfach zu erlernen. Die Bewegungen von Hüften, Handgelenken und Schultern vermitteln Sinnlichkeit und wirken verführerisch. Das Becken sollte locker im Einklang mit den Schritten mitschwingen. Subtile Schulterbewegungen unterstreichen die Atmosphäre und den Rhythmus der Musik.

Dieser unterhaltsame, kokette Tanzstil ist afro-karibischen und lateinamerikanischen Ursprungs. Die Anfänge entwickelten sich in Kuba, wo sich mehrere Ethnien mit Immigranten aus Afrika und Europa mischten. Spanische Troubadoure, afrikanische Trommler und kubanische Ureinwohner kreierten jene Musik, die wir heute »Salsa« nennen.

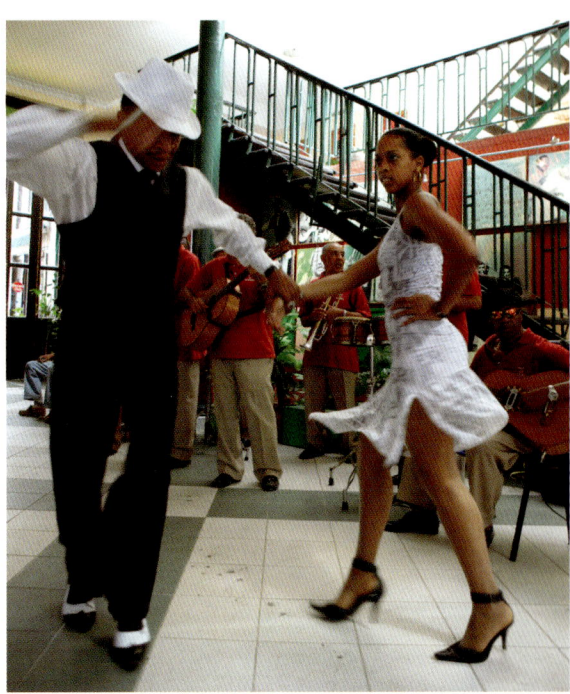

Salsa-Tänzer in einem Café in Havanna. Salsa wird häufig in Cafés, Clubs, Restaurants und bei öffentlichen oder privaten Veranstaltungen getanzt.

Auch Puertoricaner und Afroamerikaner leisteten einen wichtigen Beitrag zur Entstehung des Salsa. Seinen Namen erhielt der Salsa allerdings erst in den 1970er-Jahren in New York. Typisches Kennzeichen dieses Tanzes ist das rhythmische Muster der Clave. Die gebräuchlichste Clave ist die Son-Clave mit drei Schlägen im ersten und zwei Schlägen im zweiten Takt.

Das Salsa-Workout in diesem Buch enthält noch weitere Schritte lateinamerikanischen Ursprungs. Beim Salsa werden wie beim Mambo sechs Schritte auf eine Phrase (= 2 Takte; siehe Seite 17) getanzt. Das klingt komplizierter als es ist. Am besten konzentriert man sich zunächst nur auf die Fußarbeit. Wenn Ihnen die Schrittfolgen in Fleisch und Blut übergegangen sind, lassen Sie Hüften und Schultern im Takt mitschwingen. Zum Schluss können Sie die Arme hinzunehmen und sich ganz dem Rhythmus überlassen.

Ballett

Die graziösen Bewegungen des Balletts faszinieren Publikum und Tänzer seit Jahrhunderten. Beim Balletttraining erlernen Tänzerinnen und Tänzer nicht nur, sich anmutig und elegant zu bewegen, sondern auch, eine gute Haltung anzunehmen, die Ihnen in Beruf und Alltag zugute kommt. Beim Ballett richtet sich der Körper stets aus dem Zentrum heraus auf. Stellen Sie sich bei jeder Schrittfolge

vor, Sie würden einige Zentimeter wachsen. Es ist nahezu unmöglich, beim Üben eine korrekte Haltung einzunehmen und sich den Rest des Tages gehen zu lassen. Ballett richtet Körper und Seele auf – im wörtlichen wie im übertragenen Sinn.

Das klassische Ballett entwickelte sich als Bestandteil künstlerischer Aufführungen an den italienischen Fürstenhöfen zur Zeit der Renaissance. Neben dem Tanz wurden auch Musik und Dichtung dargeboten. Handlung und Figuren waren ursprünglich sehr schlicht. Bald wurde diese Kunstform auch in Frankreich populär, wo der Tanzstil anspruchsvoller wurde. Nun bildeten die Tänzer Reihen und Muster, die aus der Vogelperspektive am eindrucksvollsten wirkten.

Zunächst verkörperten ausschließlich Männer die Rollen. Um Frauen darzustellen, trugen sie

Tamara Rojo und Carlos Acosta als Julia und Romeo. Beachten Sie die kraftvolle Streckung der Beine und Füße sowie die graziöse Armhaltung.

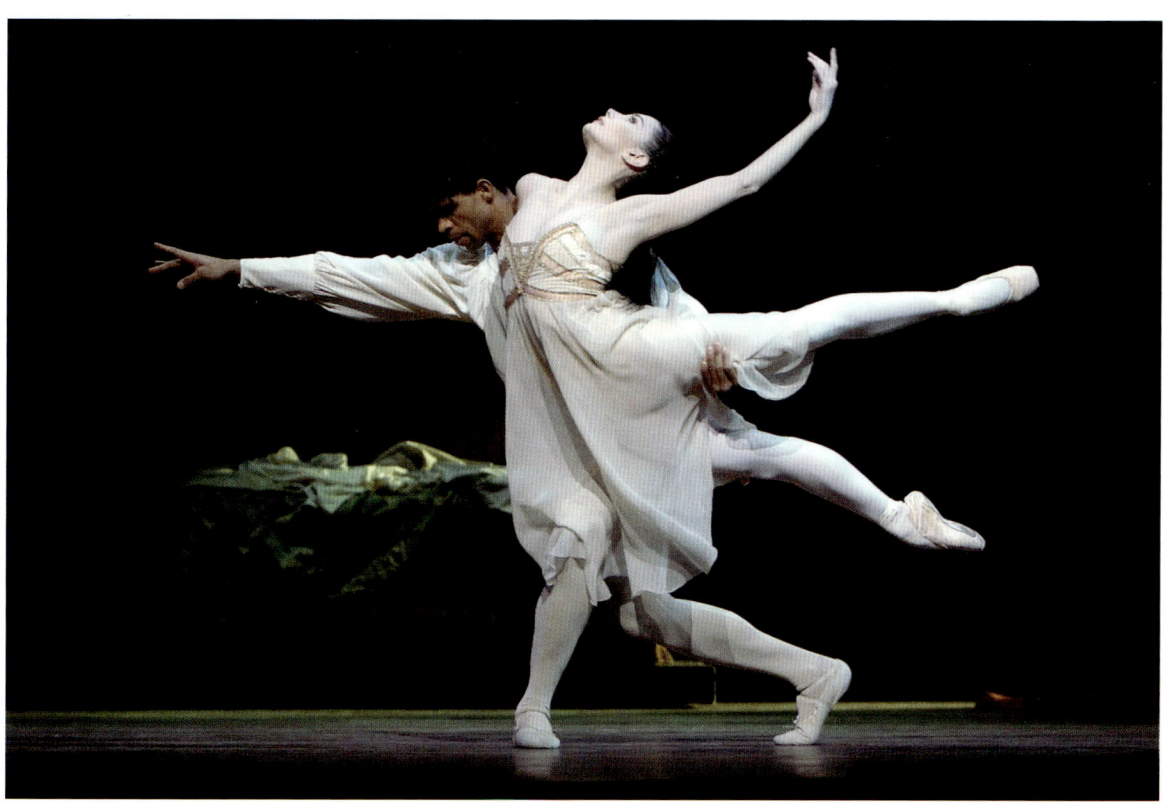

Masken und Perücken. Im 18. Jahrhundert waren Frauen in langen Reifröcken mit von der Partie. Später wurden die Röcke kürzer, sodass das Publikum die beeindruckende Beinarbeit sehen konnte.

Ende des 18. Jahrhunderts war das Ballett bis nach Wien vorgedrungen, wo Tänzer und Choreographen dramatische Sujets mit geeigneten Figuren und Gesten zu unterlegen begannen. 1796 ließ Charles Didelot, der in England und Russland arbeitete, als erster Choreograph Tänzer an unsichtbaren Drähten hochziehen, um den Eindruck zu erzeugen, sie würden fliegen. Bald darauf wurde der Spitzentanz entwickelt.

Die Geburtsstunde des romantischen Balletts schlug in den 1830er-Jahren mit *La Sylphide* – der Geschichte der zum Scheitern verurteilten Liebe eines Schäfers zu einer Waldfee. Bis zum Ende des 19. Jahrhunderts entstanden die berühmtesten Ballette dieses Genres.

Seit dem 20. Jahrhundert ist das Ballett in der ganzen Welt verbreitet. Viele Tanzformen haben sich daraus entwickelt, unter anderem auch Modern Dance, Jazz Dance und Stepptanz.

Jazz Dance

Der Jazz Dance ist ein quicklebendiger, spielerischer Tanz mit kantigen Schulterbewegungen und rhythmischem Fingerschnippen. Er lässt an Tabakbars, Saxophone, endlose durchtanzte Nächte und junge Frauen in glamourösen Kleidern und hochhackigen Schuhen denken. Geschichte und Stil dieses Tanzes sind ohne die entsprechende Musik undenkbar.

Der Jazz Dance entstand erst nach dem Ersten Weltkrieg, obwohl die Jazzmusik schon Ende des 19. Jahrhunderts in New Orleans, St. Louis und Memphis erfunden worden war. In den 1920er Jahren war sie äußerst populär und verschaffte Varietés und Nachtclubs regen Zulauf. Damals entstand der Begriff »Flapper« als Bezeichnung für eine neue Generation von Frauen, die kurze Haare und kurze Röcke trugen, Jazz und Ragtime hörten und sich nichts aus gesellschaftlichen Konventionen machten. Flapper liebten es, Foxtrott, Shimmy und Charleston zu tanzen.

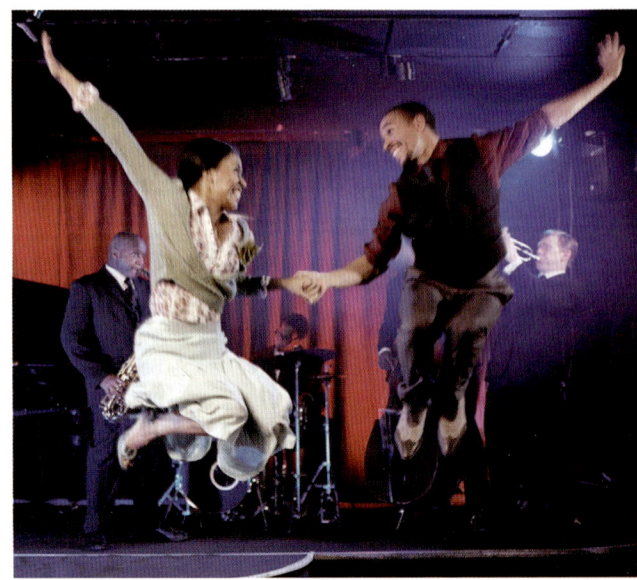

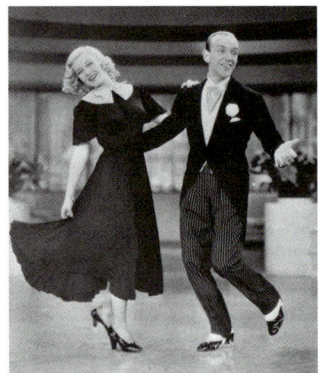

Der Jazz Dance umfasst ein breites Bewegungsspektrum, das von lyrischen bis zu kantigen Sequenzen reicht.

Ginger Rogers und Fred Astaire machten den Jazz und das Musical populär.

Jazz ist eine multikulturelle Mischung mit afrikanischen, spanischen, französischen, englischen, deutschen und italienischen Wurzeln. Sein Hauptcharakteristikum ist die Synkope: die Betonung der schwachen statt der starken Beats. Auch der Swing ist Bestandteil des Jazz – getragen wird der Rhythmus vom Schlagzeug.

Synkope und Swing waren der ultimative Gegenentwurf zur leichten, romantischen Musik der vorausgegangenen Generation. Bis zu diesem Zeitpunkt war die Akzentuierung des ersten und dritten Beats einer Phrase ein ehernes musikalisches Gesetz gewesen. So lag es auf der Hand, die schwächeren Beats – den zweiten und den vierten – zu betonen, um dieses Gesetz auszuhebeln.

Der Jazz Dance und die gesellschaftlichen Konventionen haben sich seit den 1920er-Jahren stark verändert. Der renommierte Tänzer, Choreograph und Schauspieler Fred Astaire leistete dazu in seiner 76 Jahre während Karriere im Show Business einen einzigartigen Beitrag, indem er den Jazztanz mit Elementen aus dem Ballett und dem Gesellschaftstanz anreicherte. Der grandiose Choreograph und Musicalregisseur Bob Fosse, ein Zeitgenosse Astaires, verlieh dem Bühnen-Jazz-Dance eine hoch stilisierte sinnliche und dramatische Komponente. Doch auch heute noch entwickelt sich der Jazz Dance weiter.

Street Dance

»Street Dance« ist ein Sammelbegriff für moderne Tänze, die durch funkige Beats, einen erdigen Sound und lockere Formen gekennzeichnet sind – so z. B. Hip-Hop, Funk, House und Break Dance. Popmusik-Videos sind oft von Street-Dance-Varianten inspiriert. Hauptcharakteristika des Street Dance sind ein individueller Tanzstil und die Improvisation. Er kann überall ausgeübt werden, ist aber vor allem in Clubs, auf Partys und auf Schulhöfen zu sehen. Street Dancer versammeln sich oft spontan und improvisieren abwechselnd.

Spontaneität, Originalität und Beweglichkeit sind der Schlüssel zum Erfolg. Bei improvisierten Wettbewerben (»Battles«) treten Einzeltänzer oder Gruppen gegeneinander an. Wer gewinnt, entscheiden die Zuschauer.

Der Improvisation sind keine Grenzen gesetzt. Die Tänzer können sich im Takt oder außerhalb des Taktes bewegen. Sie können unterschiedliche Aspekte der Musik betonen, indem sie Körperteile isoliert voneinander bewegen. Sie können den Rhythmus der Musik mit den Füßen, den Hüften oder einer Schulter akzentuieren. Was den Street Dance so vergnüglich macht, ist seine Vielseitigkeit. Alles ist möglich!

Viele Tanztrupps, die »von der Straße« kommen, so auch dieser US-amerikanische, versuchen die populäre Tanzkultur an klassischen Veranstaltungsorten zu etablieren.

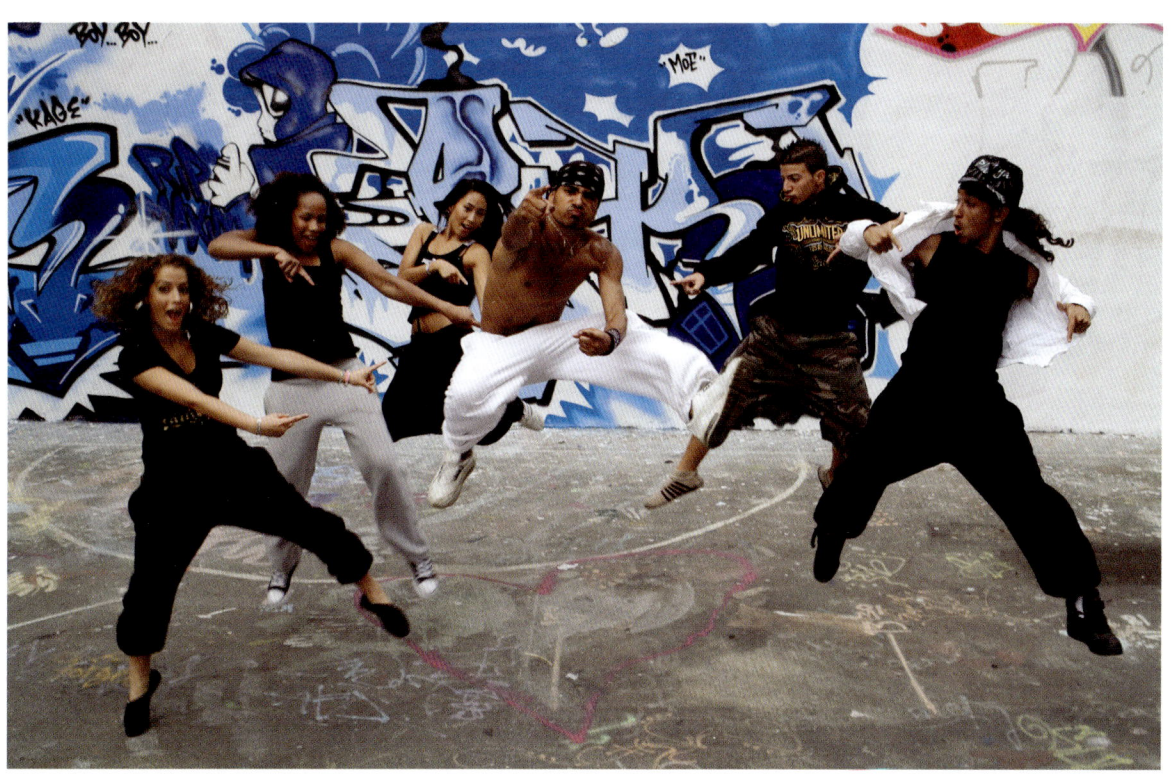

>> **Wie finde ich** ein Studio?

Wenn Sie die Erfahrung gemacht haben, dass Tanzen Ihnen gut tut, haben Sie vielleicht Lust, die erworbenen Kenntnisse zu vertiefen. Am besten eignet sich hierfür ein Tanzstudio. Dort können Sie neue Figuren lernen, Ihre Fitness weiter verbessern und einfach Spaß haben.

Überlegen Sie, welche Anforderungen Sie an das Tanzstudio Ihrer Wahl haben. Vielleicht kann eine Freundin oder eine Kollegin Ihnen ein Studio empfehlen, oder Ihr Fitnessstudio vor Ort bietet Tanz-Workouts an. Es lohnt sich auch, die Gelben Seiten zu konsultieren. Heutzutage bietet sich darüber hinaus das Internet als eine exzellente Informationsquelle an.

Angebote prüfen

Bevor Sie sich für ein Studio entscheiden, sollten Sie Ihre Erwartungen notieren. Eine solche Liste kann aussehen wie die rechts abgedruckte.

Wenn Sie ein Studio gefunden haben, gilt es zu prüfen, ob die Trainerin Ihnen zusagt. Sie – oder er – sollte Zertifikate über ihre Lehrbefugnis vorweisen können. Tanzlehrerinnen gibt es wie Sand am Meer, und die Bandbreite an Zertifikaten ist riesig – seien Sie also vorsichtig. Scheuen Sie sich nicht, genaue Fragen zu stellen. Idealerweise hat die Trainerin eine langfristige, fundierte Ausbildung genossen (Vorsicht bei Trainern, die ihre Kenntnisse bei einem Wochenendseminar erworben haben) und sowohl schriftliche als auch praktische Prüfungen abgelegt. Während bei schriftlichen Prüfungen theoretische Fachkenntnisse abgefragt werden, geben praktische Examen darüber Aufschluss, ob bzw. wie eine Person ihre Kenntnisse vermitteln kann.

Natürlich sollte Ihnen die Trainerin sympathisch sein. Das ist die beste Voraussetzung, um tatsächlich regelmäßig zum Unterricht zu erscheinen.

Darüber hinaus ist es wichtig, dass Ihnen die Atmosphäre im Studio behagt und Sie sich dort wohlfühlen. Gibt die Lehrerin Ihnen das Gefühl, dass Sie willkommen sind? Widmet sie Ihnen genug Aufmerksamkeit? Es kann durchaus sein, dass Sie mehrere Anläufe unternehmen müssen, um das für Sie passende Studio zu finden. Das Wichtigste ist, dass Sie das Tanzen dort beflügelt und beschwingt.

>> **Checkliste** für die Studio-Suche

- Ist die Trainerin **qualifiziert** und **freundlich**?
- Entspricht der Unterricht Ihrem **Fitnesslevel**?
- Lassen sich die Unterrichtsstunden in **Ihren Tagesablauf** integrieren?
- Ist der **Preis** in Ordnung?
- Ist das Studio **gut erreichbar**? Gibt es genug Parkplätze?
- Sind das Studio und die Matten **sauber**?
- Sind die **Umkleidekabinen und Duschen** o.k. und die Spinde sicher?
- Kann man sich **Handtücher** leihen?
- Wird **Trinkwasser** zur Verfügung gestellt?
- Kann man in der Nähe etwas **essen**?
- Gibt es eine **Kinderbetreuung**?

Suchen Sie sich eine Trainerin, die Ihnen in einer freundlichen, positiven Atmosphäre individuelles Feedback gibt.

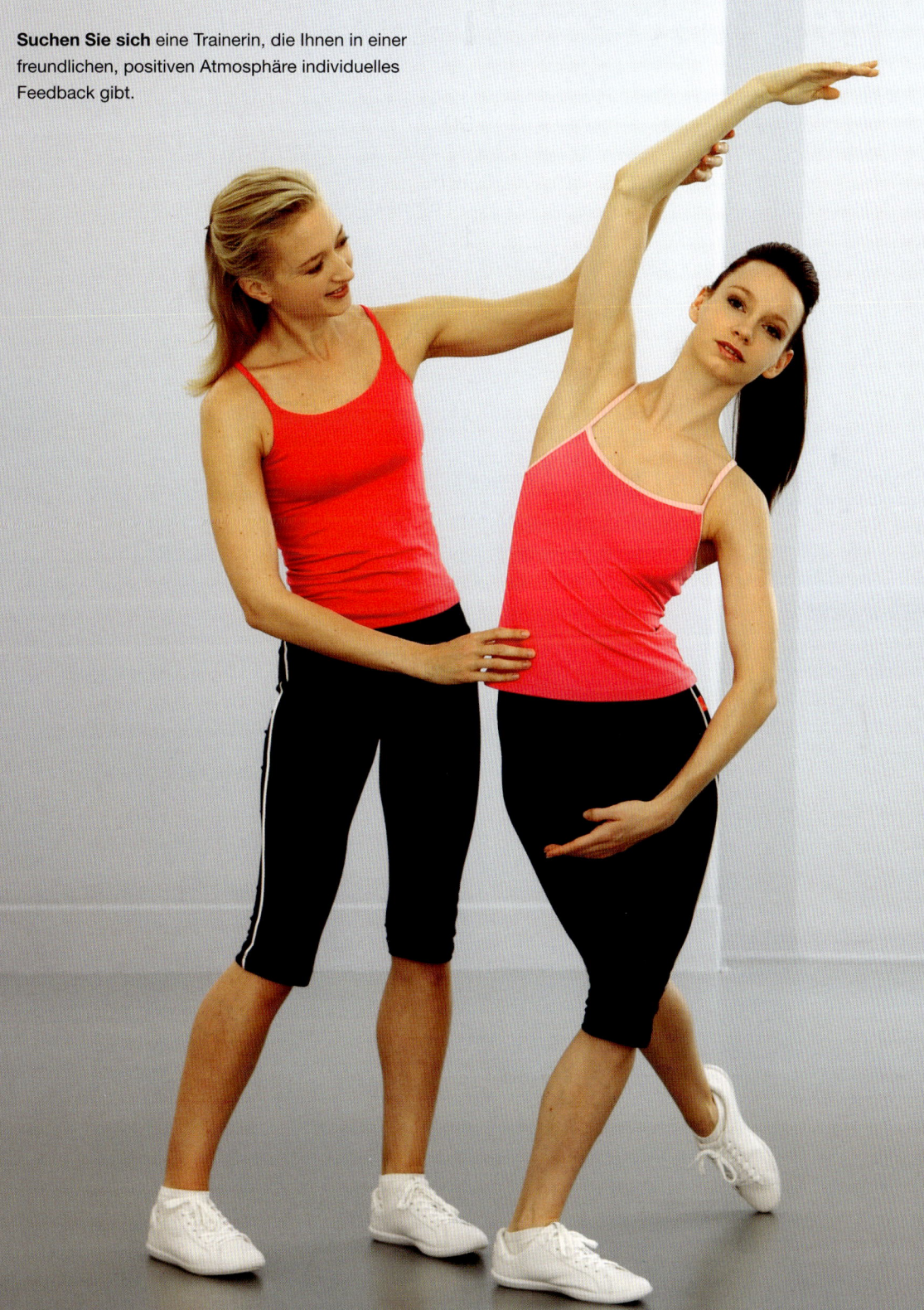

Nützliche Adressen

Die Tanz- und Fitnessbranche ist ein Wachstumsmarkt, und vielleicht haben Sie Lust bekommen, diesen Bereich näher zu erkunden. Doch es ist immer ratsam, sich ausgiebig zu informieren, ehe man zu neuen Ufern aufbricht. Die folgenden Quellen sollen Ihnen dabei helfen.

Deutschland

Tanz
DTV – Deutscher Tanzsport-verband e.V.
Otto-Fleck-Schneise 12
60528 Frankfurt am Main
Tel.: 0 69/67 72 85-0
Fax: 0 69/67 72 85-30
www.tanzsport.de
Informationen und Adressen rund um den Tanzsport in Deutschland

Deutsches Tanzarchiv Köln
Im Mediapark 7
50670 Köln
Tel.: 02 21/2 26 57 57
Fax: 02 21/2 26 57 58
www.sk-kultur.de/tanz/index.htm
Nachlässe und Sammlungen von Tänzern, Choreographen, Tanz-pädagogen und Ballettkritikern.

ADTV – Allgemeiner Deutscher Tanzlehrerverband
Obenhauptstr. 5
22335 Hamburg
Tel.: 0 40/50 02 09-0
www.tanzen.de

Berufsverband Deutscher Tanzlehrer e.V.
Geschäftsstelle: Thomas Latus
Herriger Str. 25
D-50374 Erftstadt
Tel: 0 22 35/95 25 22
Fax: 0 22 35/95 25 21
www.berufsverband-deutscher-tanzlehrer.de

Fitness
Verband Deutscher Fitness- und Gesundheitsunternehmen e.V. (VDF)
Hohe Bleichen 28
20354 Hamburg
Tel.: 0 40/35 01 68 30
Fax: 0 40/35 01 68 37
www.vdf-fitnessverband.de

Deutscher Wellness Verband e.V.
Neusser Str. 35
40219 Düsseldorf
Tel.: 02 11/1 68 20 90l
www.wellnessverband.de
Unabhängiger Ratgeber rund um das Thema Wellness

Deutscher Fitness und Aerobic Verband e.V.
Geschäftsstelle Bonn
Potsdamer Platz 2
53119 Bonn
Tel.: 02 28/7 25 30-0
Fax: 02 28/7 25 30-29
www.dfav.de
Der Trainerverband der Fit-ness- und Aerobic-Branche ist federführend bei der Erarbei-tung europaweit anerkannter Rahmenrichtlinien für die Trai-nerausbildung. Hier erhalten Sie Information darüber, welche Anforderungen Sie an Ihre Trainer stellen sollten.

Deutscher Turnerbund
Otto-Fleck-Schneise 8
60528 Frankfurt/Main
Tel.: 0 69/6 78 01-0
www.dtb-online.de

Österreich

Tanz
ÖTSV – Österreichischer TanzSport-Verband
Geschäftsstelle: Beate Pauritsch,
Sonnenstrasse 14
8010 Graz
Tel.: 03 16/77 15 77
Fax: 03 16/77 15 00
www.tanzsportverband.at
Neuigkeiten und Adressen rund
um den Tanzsport in Österreich.

Fitness
**Österreichische Bundes-
sportorganisation**
Prinz-Eugen-Str. 12
1040 Wien
Tel.: 01/5 04 44 55
www.bso.or.at

**Österreichischer Fachverband
für Turnen**
Schwarzenbergplatz 10
1040 Wien
Tel.: 01/5 05 51 79-0
Fax: 01/5 05 51 79-20
www.oeft.at

Fitness Online
http://www.fitness-center.at/
Hunderte von Adressen von
Fitnessstudios in Österreich.

Schweiz

Tanz
**SDSF – Swiss DanceSport
Federation**
Geschäftsstelle:
c/o Herbert Waller
Talackerstrasse 53 B
8152 Glattbrugg
Tel.: 0 44/8 10 45 85
Fax: 0 44/8 10 45 86
www.dancesport.ch
Turniere, Meisterschaften und
Ausbildungsmöglichkeiten.

Fitness
Bundesamt für Sport (BASPO)
Hauptstr. 247
2532 Magglingen
Tel.: 0 32/3 27 61 11
www.baspo.ch

**Schweizerischer Turnverband
STV**
Geschäftsstelle
Bahnhofstrasse 38
5000 Aarau
Tel.: 0 62/8 37 82 00
Fax: 0 62/8 24 14 01
www.stv-fsg.ch

Internetadressen

Tanz
www.idsf.net – International
Dance Sport Federation
www.wdcdance.org – World
Dance Council
www.ballett-world.de
www.tanznetz.de
www.dance-web.de
www.tanz.at
www.dansesuisse.ch
www.salsa.de
www.salsa-forum.de
www.streetdance-connection.
com

Fitness
www.citysports.de
www.fitness.com
www.fitnesswelt.com
www.sportgesundheit.de

Zum Weiterlesen

In dieser Reihe sind erschienen:

Joan Pagano:
*15 Minuten Bodyworkout für
jeden Tag*

Alycea Ungaro:
15 Minuten Pilates für jeden Tag

Suzanne Martin:
*15 Minuten Rückentraining für
jeden Tag*

Louise Grime:
15 Minuten Yoga für jeden Tag

Joan Pagano:
*15 Minuten Bauchtraining für
jeden Tag*

Bei Dorling Kindersley sind
außerdem erschienen:

Joan Pagano:
Muskeltraining für Frauen

Kathey Corey:
Bauch- und Rücken-Fitness

Chrissie Gallagher-Mundy:
Fitnesstraining für zu Hause

Mimi Rodriguez Adami:
Fit im Wasser

Bezugsquellen und viele weitere
Bücher finden Sie im Internet
unter **www.dk.com**.

Register

Dank

Dank

All den Menschen, die dieses Buch ermöglicht haben, möchte ich aufrichtig danken. Insbesondere danke ich Alycea Ungaro für die Förderung, die sie mir zuteil werden ließ, und meinem wunderbaren Freund und Manager Sven Lorenz für seine Unterstützung. Jenny Latham gebührt Dank für das Vertrauen, das sie in mich gesetzt hat, und für den Beistand, den sie mir leistete, Hilary Mandleberg für ihr fabelhaftes Auge, ihre hervorragende Projektleitung und ihre Liebenswürdigkeit, Anne Fisher für ihre Nervenstärke in verfahrenen Situationen und das schöne Layout. Ruth Jenkinson danke ich für ihre ansprechenden Fotografien, Vic Barnes für ihr spektakuläres Make-up und Haar-Styling, der Belegschaft von Chrome Productions für ihre magischen Fähigkeiten bei der Musikauswahl, und meinen wunderbaren Klienten für ihre unermüdliche Unterstützung, ihre Zuneigung und ihre Ratschläge. Nicht zuletzt möchte ich Harriet Latham danken, der schönen Tänzerin, die diesem Buch endlose Stunden und ihre Wochenenden opferte.

Dank des Verlags

Dorling Kindersley dankt der Fotografin Ruth Jenkinson und ihren Assistenten Ann Burke und Nathan Jenkinson, sweatyBetty für die Bereitstellung der Trainingskleidung, Viv Riley und Touch Studios, dem Model Harriet Latham und Victoria Barnes für das Schminken und Frisieren der Models.

Über Caron Bosler

Caron Bosler erwarb ihren Master-Titel am Laban Contemporary Dance Centre in London und war Stipendiatin der Merce Cunningham Dance Company. Sie wurde vom Pilates Studio (New York) und Alan Herdman (London) als Pilates-Trainerin zertifiziert, ist Mitglied der Pilates Foundation und der Pilates Method Alliance. Darüber hinaus besitzt sie einen Trainerschein als Aerobic-Instruktorin. Als Tänzerin arbeitete Bosler mit dem international bekannten Choreografen Stephan Koplowitz zusammen, sowohl in den USA als auch in London, wo sie am Dance-Umbrella-Festival teilnahm. Im marokkanischen Casablanca wirkte sie in »The English Ballet« mit. Während ihrer gesamten Laufbahn war sie auch als Choreografin tätig. Unter anderem choreografierte sie »Gripping from the Inside« (1996), »Between Sound and Body« (1998) und »Un árbol que cresce torcido nunca se endereza« (2001). Ihre Internetadresse lautet: www.caronboslerpilates.com.